O MANUAL DA
Saúde definitiva

DR. ÍCARO ALVES ALCÂNTARA

O MANUAL DA Saúde definitiva

O guia para recuperar, manter e otimizar o ***Bem-Estar*** *e a* ***Qualidade de Vida*** *de forma mais natural e efetiva*

VITAL

2018

Outros livros de Dr. Ícaro Alves Alcântara
11 Hábitos em 11 Semanas.
Editora: Nacional, 2015.

Coordenação Editorial
Silvia Vasconcelos
Preparação
Jéssica Gasparini Martins
Revisão
Tássia Carvalho
Projeto gráfico e diagramação
Aline Martins | Sem Serifa
Composição de capa
Aline Martins | Sem Serifa

Texto de acordo com as normas do Novo Acordo Ortográfico da Língua Portuguesa
(Decreto Legislativo nº 54, de 1995)

Dados Internacionais de Catalogação na Publicação (CIP)
Bibliotecária responsável: Aline Graziele Benitez CRB-1/3129

A21m Alcântara, Ícaro Alves
1.ed. Manual da saúde definitiva: o guia para recuperar, manter e otimizar o bem-estar e a qualidade de vida de forma mais natural e efetiva / Ícaro Alves Alcântara. – 1.ed. – São Paulo: Pandorga, 2018.
144 p.; il.; 16 × 23 cm.

ISBN 978-85-8442-327-9

1. Saúde. 2. Bem-estar. 3. Qualidade de vida.
4. Medicina. 5. Manual da saúde. I. Título.

CDD 372.37

Índice para catálogo sistemático: *1. Saúde: Bem-estar.*
2. Qualidade de vida: Manual da saúde. 3. Medicina

2018
IMPRESSO NO BRASIL
PRINTED IN BRAZIL
DIREITOS CEDIDOS PARA ESTA EDIÇÃO À
EDITORA PANDORGA
RODOVIA RAPOSO TAVARES, KM 22
GRANJA VIANA – COTIA – SP
Tel. (11) 4612-6404
www.editorapandorga.com.br

“Saúde não é algo que ocorre acidentalmente, por sorte ou graças à ação de outros: é a consequência natural do SEU próprio cuidado com o que você tem de mais precioso> seu corpo, sua mente e seu espírito!.”

DR. ÍCARO ALVES ALCÂNTARA

PREFÁCIO

Foi com grande orgulho que recebi a missão de escrever este prefácio para o novo livro do Dr. Ícaro Alcântara.

Conheço seu trabalho há anos e acompanho com atenção suas interações com o público, numa tentativa de aproximar o conhecimento médico da massa. Muitas das vezes, a linguagem médica é hermética. Não é simples entender o que os médicos estão falando. O Dr. Ícaro consegue desmistificar essa comunicação. Este livro traz a síntese de seu pensamento e traz orientações simples de serem seguidas.

Seus ensinamentos estão de acordo com o conceito de ECOLOGIA CELULAR que desenvolvo há alguns anos. Acredito que não existe mais espaço para o modelo genético do adoecimento. Nossa saúde é influenciada fortemente pelo meio (por isso, ecológica).

Sem entrar em maiores descrições, nesse conceito está embutida a ideia de que devemos tomar uma série de ações para levar nossas células a funcionarem com sua capacidade máxima. Dessa maneira, mais do que tratar sintomas ou entender como nossos sistemas funcionam, podemos encarar a vida de outra maneira e buscar informações sobre como nos manter vivos, saudáveis e com o máximo de qualidade.

Sim, qualidade, pois longevidade não significa derrotar a morte, mas viver com o máximo de qualidade e pelo maior tempo possível.

Todos nós nascemos com uma bagagem genética herdada de nossos ancestrais. Não podemos mudar isso, mas podemos mudar os estímulos que recebemos ao longo da vida, pois impactam nossa saúde de alguma maneira. Meio ambiente, alimentação, estilo de vida... interagem de maneira única com nossa fisiologia, genética e epigenética. Em resumo: saúde ou adoecimento dependem daquilo que fazemos conosco. E isso nos dá algo maravilhoso: PODER! Nenhum esforço terapêutico será eficaz sem mudança de padrão de comportamento. As ações mais eficazes vêm do envolvimento pessoal.

Este livro ainda traz uma importante mensagem. O Dr. Ícaro resgata a tradição hipocrática onde a ação médica era centrada a alimentação e estilo de vida. Esta era a ação dos médicos antigos, mas o crescimento da chamada "medicina científica" acabou por relegar essas ferramentas para a periferia da preocupação médica. Ao ler suas páginas, o leitor retoma as rédeas que controlam sua saúde. Aproveite com sabedoria.

Dr. Carlos Braghini Jr.

Nessa era de redes sociais muitos jovens médicos se destacam pela sua capacidade de comunicação e de influenciar o público. Muitos deles são estudiosos e tem real intenção de ajudar. Porém sempre existem as maçãs podres que alcançam relevância sem ter conteúdo, ética, estarem cientificamente corretos e não terem real intenção de propagar o bem, apenas a auto promoção.

Entre os melhores dos melhores temos o Dr. Ícaro Alves Alcântara, que apesar de ser cronologicamente de meia idade, tem o corpo e mente jovens, até porque ele pratica há muitos anos a Medicina que defende. Eu coloco ele entre os membros da elite de educação em Saúde não porque ele seja uma enciclopédia ambulante, mas porque alia genuíno interesse de praticar e divulgar o bem com atualização constante.

Eu tenho uma enorme dívida de gratidão com esse mestre, porque há alguns anos, quando estava muito desiludido com a medicina alopática vigente, que quase me fez mudar de carreira, eu reencontrei esse velho amigo de quase 30 anos. Estávamos afastados por várias razões, entre elas a geográfica, já que me mudei de Brasília há muitos anos. Nesse reencontro eu estava finalmente preparado para abraçar as ideias e conceitos da nova Medicina Integrativa e suas variações. Além de prestar um serviço inestimável de orientações e conselhos que foi fundamental no direcionamento do meu estudo intenso, o Dr. Ícaro se tornou a minha principal referência do que é ser um médico completo e humano.

O que mais admiro no Dr. Ícaro é sua capacidade de estruturar ideias, das mais simples as mais complexas, em uma forma fácil de consumir sendo de extrema valia para todas as classes sociais. Assim ele atinge um valor incalculável em mudar milhões de vidas. Trata-se mais que de um médico, mas também de um coach que já exercia essa função antes da profissão se estruturar. Seu talento como palestrante e influenciador garantem que ele já tenha devolvido ao mundo de forma gratuita muito mais do que a maioria dos médicos um dia poderia sonhar.

Leiam e releiam este livro. O mais importante, reflitam sobre ele. A vida deve ser levada como um constante desafio de usar a perfeição como parâmetro, mas com a eterna consciência de que nunca será atingido. Cair e levantar; esse é o moto. Mirem nas estrelas porque dessa forma poderão atingir a lua e viver uma vida plena e cheia de realizações.

Dr. Alain Dutra

DEDICATÓRIA

Dedico este livro aos oito pilares mais importantes da minha vida, que não só possibilitam seguir em frente, como dão o devido suporte para isso.

A Deus, primeiro, o responsável por tudo o que existe e Aquele que fez um excelente trabalho, sobretudo em nosso organismo, corpo e mente, habilmente plasmados e gerenciados por cada espírito. Agradeço a Ele a vida, a inspiração, a proteção, a guia e o apoio diários, constantes e fundamentais.

Aos meus pais Ronaldo e Maria de Jesus (a "Brigite"), ambos já nos braços do Pai (vítimas de doenças crônicas que muito lutei para reparar junto a eles e que hoje me motivam ainda mais a lutar por uma melhor SAÚDE para todos vocês), grandes exemplos que tive na vida e que fizeram seu melhor na minha educação e moldagem de caráter, conceitos, focos. Não sou perfeito, mas acredito que fizeram um excelente trabalho, pelo que muito agradeço de coração. Saudade.

A Kátia, minha esposa, por todo o amor, companheirismo, suporte, sugestões, críticas construtivas (que sempre permitem evoluir e melhorar o trabalho), tolerância e compreensão para com as tantas "ausências" (palestras, cursos, viagens, horas de estudo, de *lives*, de interações nas redes sociais e internet, de preparação de textos/vídeos/posts); por ter me dado a Giovanna e ser a melhor mãe do mundo para ela.

A Giovanna, minha filha, à data deste livro com nove anos, é meu sexto poder, o sexto sentido no meu Universo, que são Terra, Fogo, Ar, Água, Deus e Giovanna. É a máxima expressão de amor que conheço e quem me faz querer ser melhor a cada dia: melhor pai, melhor exemplo, melhor ser humano. Diariamente, a preocupação de deixar um mundo melhor para ela motiva-me a fazer mais e melhor por ela, pela família, por vocês, pelo mundo. Que, sempre que ler esta dedicatória, ela seja cada vez melhor, mais "do bem", mais temente a Deus e mais útil para o mundo, assim saberei que não só este livro, mas toda a vida VALERAM A PENA.

A meu irmão, Eros, que bem "do seu jeito" celebra comigo as vitórias e me apoia nos desafios.

Minha MISSÃO DE VIDA, de existência, tanto é o farol que me guia em meio às tempestades e neblinas na vida, quanto o ponto certo de chegada que é ajudar ao próximo, fazer o bem e deixar um legado positivo, útil e significativo para o mundo. Quanto mais claros os objetivos, mais fácil é planejar-se e motivar-se para atingi-los, e isso tenho a felicidade de ter, já há décadas.

E por último, mas não menos importante, agradeço a vocês, centenas de milhares de leitores/seguidores/amigos de internet, a confiança em meu trabalho, em meus conceitos, os comentários, *likes*, interações, sugestões, bons votos e boas energias. Saibam que tudo que vocês emitem construtivamente aos montes a cada dia ajuda a seguir em frente cada vez melhor, buscando sempre aprender, melhorar e produzir material sempre mais relevante, didático e de melhor qualidade em SAÚDE para vocês!

MUITO OBRIGADO!
Ícaro Alves Alcântara

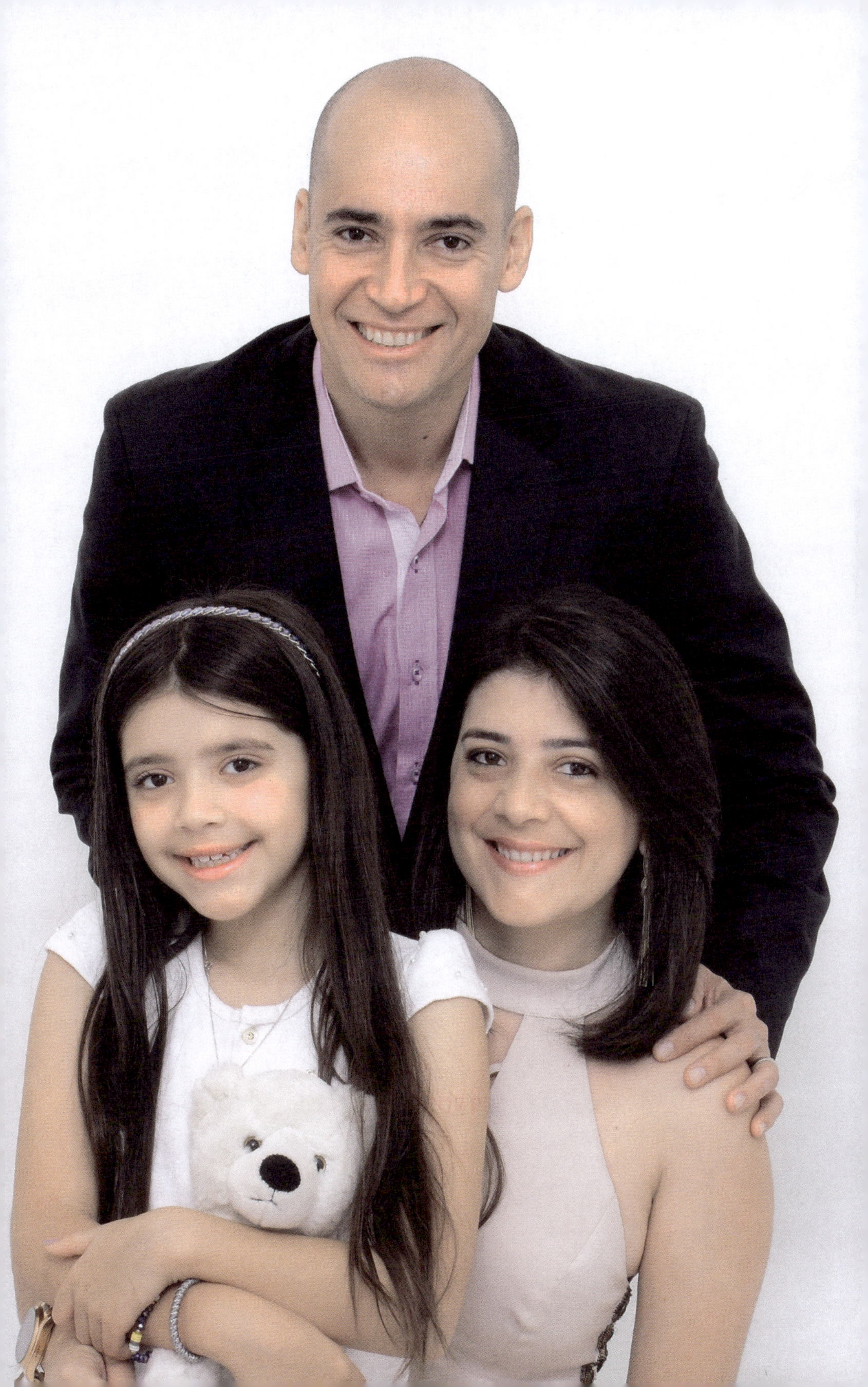

APRESENTAÇÃO

Todo o conteúdo deste livro tem embasamento CIENTÍFICO e em experiência prática em MEDICINA de mais de 20 anos, atuando como médico em pronto-socorro, ambulâncias, centrais de regulação médica e, sobretudo, consultório, também como palestrante, professor e escritor.

Utilizo em consultório principalmente a estratégia Ortomolecular em Medicina em associação à Homeopatia, junto à otimização de hormônios e neurotransmissores (quando necessária) e demais conhecimentos médicos, assim buscando a promoção da qualidade de vida e SAÚDE geral, bem como abordagem e tratamento de queixas e doenças específicas diversas, como auxílio a processos de emagrecimento, envelhecimento com mais qualidade/funcionalidade e de melhoria do corpo e mente.

Por minha experiência, vejo claramente que só remédios não trazem (ou mantêm) SAÚDE para ninguém e que, apesar de muitas vezes importantes e até fundamentais, na maioria das vezes só ajudam pessoas que já fazem sua parte para melhorar.

SAÚDE, de acordo com a OMS, é BEM-ESTAR de CORPO + MENTE + ESPÍRITO e, em minha opinião, TODO BOM profissional, que realmente se preocupe com a qualidade de vida integral do paciente, deve dar a devida atenção abrangente a esses três aspectos.

Para quem é este livro?

Sei que a maioria dos autores em SAÚDE classifica suas obras como indicadas para todos, mas esta EFETIVAMENTE É.

Aqueles que realmente tem SAÚDE, vão encontrar dicas para manter e otimizar ainda mais o BEM-ESTAR DE CORPO, MENTE, ESPÍRITO E SOCIAL, que é a definição mais completa de SAÚDE.

Aqueles que acham que têm, mas não têm, aprenderão o básico necessário para obtê-la efetiva e verdadeiramente. Descobrirão que muitas vezes julgam saudável algo que pode estar, na realidade, prejudicando sua SAÚDE.

Aqueles que não têm, mas querem obtê-la, tomarão conhecimento de várias medidas úteis (e as razões para elas), predominantemente naturais, para fortalecer seus organismos e, assim, auxiliá-los a PREVENIR, tratar melhor e até curar (quando possível) centenas de sintomas e doenças.

Aqueles que não têm SAÚDE e não se interessam por ela, o que é duvidoso, continuem a leitura e decerto passarão a interessar-se. Sem SAÚDE não é possível correr atrás de seus sonhos e muito menos desfrutar o que porventura conseguir.

Entendeu, agora, por que este livro é PARA TODOS?

Quando um médico presta informações gerais para a comunidade, objetiva transmitir-lhes o que habitualmente funciona e é benéfico para a MAIORIA e não para a totalidade de pessoas e de leitores. Ou seja, por mais que haja amplo respaldo científico para a maior parte do que é discutido e sugerido nesta obra, uma minoria variável de pessoas pode não se beneficiar da aplicação de algumas das orientações transmitidas. Portanto, vale ressaltar que o ideal é que todo o conteúdo que o leitor queira aplicar em seu caso, sua vida, seu organismo, seja levado para seus profissionais de SAÚDE de confiança e analisado junto a eles, ANTES de ser aplicado. Dessa forma, serão as recomendações mais bem adaptadas à realidade de cada paciente, à luz de suas queixas, hábitos de vida, exames, substâncias em uso, objetivos e demais nuances de cada corpo, mente e espírito, individualmente.

Apesar de o nome do livro "ser forte", o compromisso aqui não é garantir que você nunca mais vá adoecer, mas sim que terá, seguindo o que é orientado, SAÚDE melhor a ponto de adoecer menos e, quando isso ocorrer, possivelmente por menos tempo, com menor gravidade, melhor resposta a tratamentos e menor necessidade de remédios.

Porque o organismo bem cuidado no dia a dia consegue lidar bem melhor com desequilíbrios (reparar, recuperar-se) e prevenir mais efetivamente sintomas e doenças.

Lembre-se de que o intuito do livro NÃO é substituir as consultas com profissionais de SAÚDE legalmente habilitados, tratamentos orientados ou procedimentos técnicos. O leitor perceberá com clareza, inclusive, que a obra ativamente recomenda que todo mundo passe por consultas regulares, preferencialmente em âmbito multidisciplinar, com bons profissionais de SAÚDE (médicos e outros que se façam necessários, de acordo com cada caso), como parte fundamental da boa atenção à SAÚDE.

SUMÁRIO

INTRODUÇÃO

Quando o assunto é SAÚDE, BEM-ESTAR e QUALIDADE DE VIDA, será que realmente sabemos tanto assim? Quer seja você alguém bem acompanhado por médicos, nutricionistas ou demais profissionais da área da SAÚDE, já bem informado, atualizado e competente, minha dica é que você não "pule" partes deste livro. É fundamental que estejamos realmente abertos a aprender, de forma a ampliar nosso conhecimento e a corrigir ou reforçar aquilo que já sabemos.

Se você tem uma situação de urgência ou de emergência para resolver, uma situação que tenha risco de deixá-lo com sequelas, ou que você possa desenvolver algo com risco de morte, é necessário procurar o seu médico de confiança e discutir essa situação a fim de resolvê-la. Talvez, o que este manual propõe não sirva agora, mas em outro momento servirá e será para o resto da vida.

Agora, o que preciso passar para você que quer buscar SAÚDE?

Em SAÚDE, a gente só "colhe o que planta". Tudo o que você faz na vida gera resultados. Se não gosta dos resultados que está atingindo, deve mudar o que está fazendo. Certamente, existem alguns pontos específicos para mudar. Só que toda boa ação, que faça bem para você, principalmente para a sua SAÚDE, tem de começar com bons pensamentos. Esforçar-se diariamente em focar no que possa lhe fazer bem. CORPO, MENTE E ESPÍRITO.

A base da SAÚDE é você fazer a sua parte. Acompanhar o que realmente poderia lhe fazer bem, levantar esse conhecimento, motivar-se para isso e ter a disciplina de se planejar, aplicar isso no seu dia a dia, e levar em frente os esforços, sabendo que, a cada fracasso ou a cada ponto que você ainda não melhorou, não é para desistir. É para saber que você tem que melhorar e seguir em frente, cada vez melhor. Como?

Apresentarei a você os QUATRO PILARES da SAÚDE e os CINCO FATORES fundamentais a ela. Um passo a passo básico, mas NECESSÁRIO para recuperar, manter e otimizar sua SAÚDE, por meio de uma visão geral desse processo, como iniciá-lo e mantê-lo do jeito certo. Além disso, listarei 54 atitudes "avançadas" que você deve tomar para melhorar ainda mais sua qualidade de vida.

Alguns conhecimentos podem parecer repetitivos (e muitas vezes são reiterados dessa forma propositalmente), mas isso serve tanto para frisar sua importância quanto para aperfeiçoar a fixação na sua mente: ENTENDA QUE É A REPETIÇÃO QUE FORMA HÁBITOS!

Ao final dos capítulos, alguns *links* serão sugeridos para aprofundamento do conteúdo: acesse-os! Muita informação de qualidade espera por você e vários vídeos que explicarão ainda melhor cada assunto. Confira!

Coloque tudo em prática na sua vida e na de quem você ama! Seja Bem-vindo!

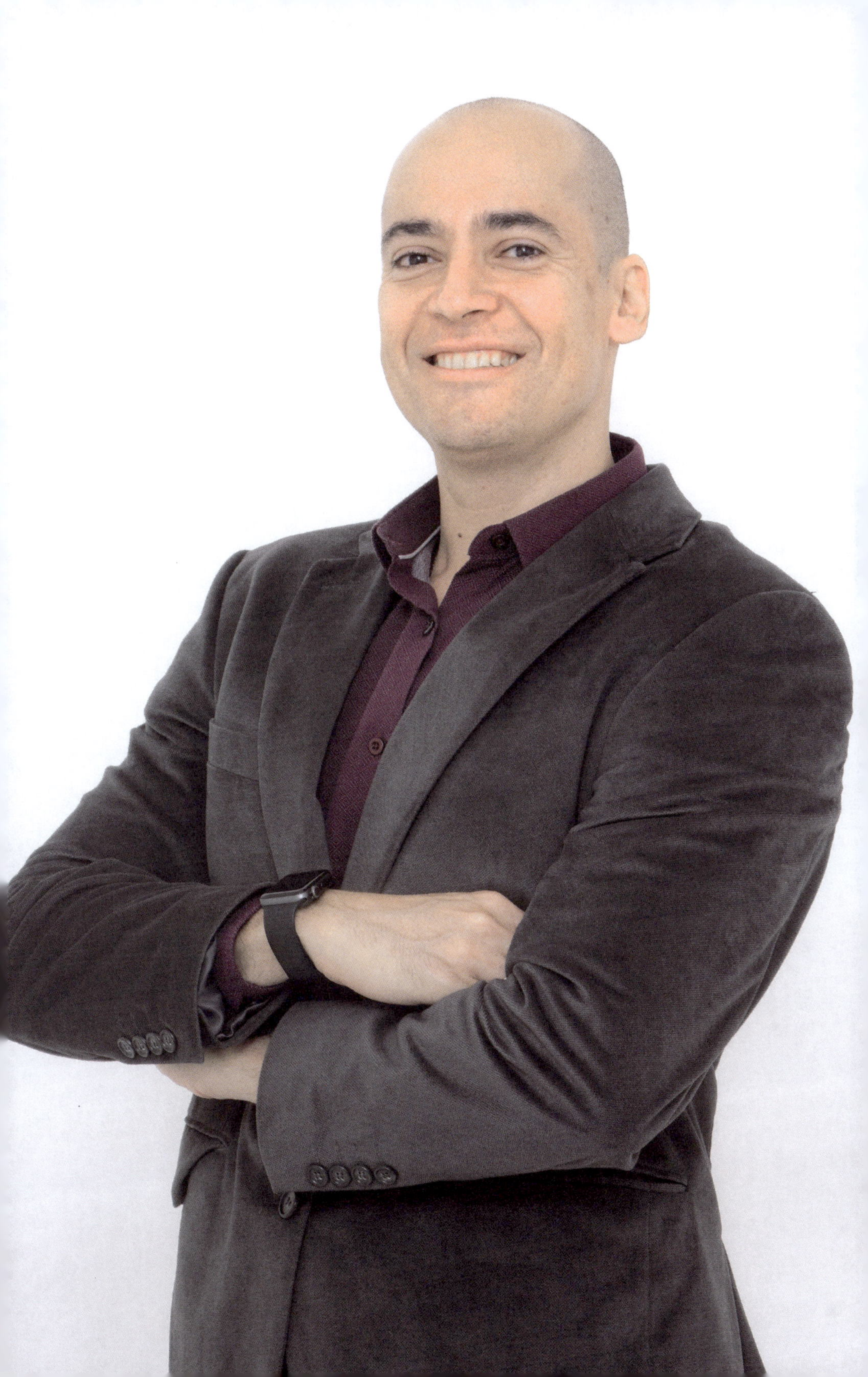

Descobrindo o que é saúde

VOCÊ QUER SAÚDE!

Quer e precisa! Sem ela ninguém pode lutar para atingir os sonhos na vida, e, se acaso perdê-la no decorrer desse caminho, não vai conseguir aproveitar o que conquistar ou desfrutar o sucesso que tenha atingido.

Conhecer seus pensamentos, seu corpo, seus sentimentos, seu estilo de vida, seus objetivos e hábitos certamente é o primeiro passo para identificar como anda sua SAÚDE. Ocorre que muitas pessoas não conseguem atingir ou manter sua SAÚDE porque sequer sabem o que ela é. Como bem disse o estrategista militar e filósofo chinês Sun-Tzu, é impossível derrotar um inimigo (ou reconhecer um amigo) que você sequer conheça:

> "Conhece teu inimigo e conhece-te a ti mesmo; se tiveres cem combates a travar, cem vezes serás vitorioso. Se ignoras teu inimigo e conheces a ti mesmo, tuas chances de perder e de ganhar serão idênticas. Se ignorares ao mesmo tempo teu inimigo e a ti mesmo, só contarás teus combates por tuas derrotas."

TZU, 2006, P. 23.

SAÚDE não é a ausência de sintomas ou doenças. Quem diz que "não sente qualquer coisa", referindo-se a sintomas eventualmente incômodos, muitas vezes:

- Não está feliz;
- Não se sente bem;
- Não dá valor às várias queixas que tem, pois aprendeu a conviver com elas e a não se sentir incomodado;
- Não se lembra do que sente, até que seja perguntado de maneira mais direta ou aprofundada;
- Não acha que o que sente mereça atenção e ainda menos que se "perca tempo" indo ao médico;
- Sente algo ocasionalmente, mas "espera passar" ou automedica-se e vai vivendo assim.

Entendeu?

Se SAÚDE é, de acordo com definições oficiais, "BEM ESTAR DE CORPO, MENTE, ESPÍRITO E SOCIAL", tem muita gente por aí que está mais doente do que imagina, seja por não estar feliz, por não se sentir bem, ou por ter queixas/incômodos, mas não valorizá-los como deveria. Afinal, tudo costuma começar pequeno e evoluir gradativamente, e isso inclui os sintomas e as doenças que, não abordados direito inicialmente, muitas vezes tendem a evoluir, somar-se e piorar – o que parece insignificante no começo pode tornar-se algo sério! Portanto, infelizmente, a maioria das pessoas no mundo não é saudável.

NÃO CONFUNDA saúde com a obrigatoriedade de adquirir e manter corpo e mente perfeitos, espiritualidade superior e todas as relações sociais impecáveis.

Saúde NÃO é isso, mas sim SENTIR-SE BEM com o que você tem em termos de funcionamento do seu corpo, mente e SENTIR-SE BEM com seu espírito e círculo social. Ou seja, ser saudável é ser realmente feliz com o que você tem e isso somente é possível se seus bens resumem-se a esses quatro fatores, pois são eles que permitem ser capaz de correr atrás de mais, de se aperfeiçoar, de conquistar o melhor.

O que é necessário para ter saúde?

REFLEXÕES NECESSÁRIAS

Funcionamento perfeito de nosso corpo, mente, espiritualidade e relações sociais, tudo ao mesmo tempo, parece impossível, mas nos sentirmos realmente BEM com o que conquistarmos nesses quatro quesitos, por meio dos nossos maiores esforços, é perfeitamente possível e é, de fato, a SAÚDE que você quer, precisa e pode conquistar se fizer todo o necessário para isso.

A base fundamental é o que exponho detalhadamente neste livro, na sequência mais útil, lógica e didática possível para que você não só compreenda, mas também aprenda e vá introduzindo gradativamente na sua vida aquilo que lhe trará cada vez mais resultados positivos em qualidade de vida. Sei que este conteúdo realmente pode ajudar porque já foi testado e comprovado com bons resultados, junto a dezenas de milhares de pacientes, nesses 20 anos de prática em consultório – é claro, deu certo para a grande maioria que colocou em prática o necessário da forma correta, algo que também vou explicar daqui em diante.

ESFORÇO E DEDICAÇÃO COM SUA SAÚDE!

Entenda que ter SAÚDE e qualidade de vida é um processo ativo, que requer esforços constantes de cada um de nós, à medida que envelhecemos. Sempre explico para meus pacientes em consultório que envelhecer de modo saudável é perfeitamente possível, desde que cuidemos cada vez melhor da máquina (corpo humano) quanto maior for o desgaste dela. Quem se entrega ao fatalismo do pensamento "*este sintoma X ou doença Y é da idade, é natural do envelhecimento*" tende a ficar cada vez pior e com mais sintomas e doenças, sobretudo porque deixa de fazer a sua parte, a necessária manutenção da máquina, dar condições para o reparo de estruturas, para que os mecanismos de autotratamento e autocura do organismo processem-se da melhor forma possível.

Infelizmente, a maioria das pessoas, por força da rotina do cotidiano, deixa para preocupar-se com SAÚDE somente quando "sente algo".

E, nessas situações, costumam esperar passar ou automedicam-se, procuram o médico, muitas vezes em consultas ultrarrápidas e objetivas dos prontos-socorros, para o alívio apenas do motivo específico da procura e, na maioria das vezes, marcam consulta, para exames focados, sobretudo, no sintoma específico.

Nesses casos, a fundamental PREVENÇÃO (que será muito abordada nesta obra, como um dos principais fatores eficazes e naturais em SAÚDE) já foi negligenciada, mas um melhor tratamento é perfeitamente possível, bem como prevenir para o futuro, evitando novas ocorrências similares. No entanto, não estou aqui falando necessariamente de remédios como "melhor tratamento".

Veja bem, medicamentos são fundamentais como coadjuvantes no tratamento de várias patologias, mas têm sido, com bastante frequência, prescritos precocemente, abusivamente, em quantidade e/ou tempo excessivos , muitas vezes indicados para toda a vida. Isso tem gerado cada vez mais "dependência química" e menores resultados em termos de menos doenças e melhoria da qualidade de vida. Os remédios tendem a ser pior absorvidos, utilizados e metabolizados por organismos submetidos a um estilo de vida ruim, e isso contribui para o surgimento de um hábito que chamamos de "POLIFARMÁCIA", que consiste no uso de muitos medicamentos ao mesmo tempo e cada vez mais, à medida que envelhecemos.

PREVENÇÃO

Se o cuidado da maioria das pessoas com a SAÚDE resume-se a usar remédios quando não estão se sentindo bem ou apenas quando realmente se sentem mal, não temos uma abordagem de PREVENÇÃO destes sintomas, mas um tratamento, sobretudo sintomático, muitas vezes paliativo, meramente imediatista. Esses tratamentos, levados dessa forma, não trazem ganho efetivo em termos de PREVENÇÃO. Medicamentos raramente contribuem para o fortalecimento do organismo e bem-estar, então não podemos falar em uma SAÚDE verdadeira, se o organismo está fraco e precisa da ajuda de medicamentos, quando deveria ele mesmo receber condições e ser capaz de sanar grande parte dos sintomas. Isso me preocupa porque, como médico, tenho visto a Ciência celebrar que as pessoas têm vivido cada vez mais em todo o mundo, mas, ao mesmo tempo, com mais doenças crônicas e pior qualidade de vida, mais remédios e mais hospitalização. Ou seja, nesses termos, realmente há o que celebrar ou temos que junto a isso mudar seriamente como prevenimos, como cuidamos de nós, como tratamos doenças e com qual qualidade temos envelhecido? Sem dúvida, fico com a segunda opção.

Vou reiterar, caso o que foi dito até aqui não tenha ficado claro.

A proposta deste manual é ensinar um passo a passo para você otimizar sua SAÚDE (e a de quem é importante pra você) de modo efetivo e o mais natural possível. Portanto, o uso de medicamentos deve ser repensado quando se trata de sintomas que deveríamos sanar naturalmente, se a PREVENÇÃO fosse um hábito. O que quero dizer é que um organismo fortalecido de forma natural cada vez menos precisará de medicamentos que agem de forma paliativa.

Em minha opinião médica, estamos:

- Prevenindo "de menos";
- Usando medicamentos demais;
- Em geral, sobrevivendo com ESTILO DE VIDA RUIM;
- Vivendo mais, mas com maiores danos a nossa funcionalidade, independência e bem-estar, cumulativos à medida que envelhecemos;

- Tendo acesso facilmente a mais profissionais de SAÚDE e fontes de conhecimento, mas as muitas informações e profissionais disponíveis incluem diversos de qualidade ruim, tendenciosa ou intenções e conceitos duvidosos;
- Fazendo a nossa parte preventiva de menos, em segundo plano, e confiando demais em remédios e tratamentos específicos indevidamente, como primeira opção.

Quando você dá condições para o seu organismo, corpo e mente funcionarem, você sempre vai se surpreender com o quanto ele, por conta própria, consegue adoecer menos, reparar-se mais e melhor, usar menos remédios e fortalecer-se a cada dia. Vamos conhecer os detalhes desse processo de real aquisição, manutenção e otimização do seu bem-estar e qualidade de vida?

A seguir, listarei algumas reflexões sobre SAÚDE necessárias para se autoavaliar.

PRIMEIRA

A maioria das pessoas com sintomas ou doenças acaba agravando-os por descuido próprio, pois os vem negligenciando no dia a dia. Quem não sabe ao certo o que precisa ser feito é porque lhe falta o conhecimento adequado ou está se baseando em informações erradas, que são tomadas como verdade, praticadas, mas que não favorecem de fato a SAÚDE.

Por exemplo, se você consultar nutricionistas que o orientem a comer leites de origem animal e derivados, ou glúten, por exemplo, você seguirá as recomendações. Só que isso o favorece? Pelo que eu tenho visto nos estudos, e em minha experiência de consultório junto a diversos pacientes e profissionais de SAÚDE, isso não traz SAÚDE para ninguém. Se você procurar alguém que valide o conhecimento que você colocou na cabeça, vai achar. Entretanto, não é porque alguém está lhe dando suporte para algo errado que este automaticamente se transforma em certo. Pesquisar, realizar mais de uma consulta para comparar opiniões é muito importante!

Ainda assim, há aqueles que possuem o conhecimento certo, mas ficam deixando para amanhã para tomar as atitudes necessárias a fim de melhorar. O seu dia de mudar e melhorar é hoje. Amanhã é um dia a mais para continuar melhorando. Retardar esse começo é correr o risco de acentuar o problema, agravá-lo por não lhe dar o devido valor e atenção imediata.

Se você não está feliz com os resultados que tem atualmente na vida, está na hora de buscar conhecimento para fazer diferente, para fazer melhor.

SEGUNDA

Nenhum sintoma ou doença significa obrigatoriamente necessidade de remédio. Todo sintoma ou doença, até mesmo o câncer, significa que é preciso mudar algo no seu estilo de vida, algo que não está legal e trouxe esse sintoma ou doença. Obviamente, o remédio é um aliado que o ajuda nos seus esforços de melhoria, mas quem só toma remédio para melhorar, sem fazer a sua parte, está se enganando, e a doença vai se agravando. "Deus é pai, não é padrasto." O nosso organismo tem uma capacidade de autorrecuperação incrível. Fomos criados assim, só temos de dar o necessário para o nosso organismo funcionar corretamente.

Quando você fornece para o seu organismo o que ele precisa (recursos, energia, manutenção, cuidado periódico), ele mesmo começa a tratar-se e até se curar. Agora, se você não está conseguindo isso, será que realmente está fazendo todo o necessário? Eu recebo pacientes que às vezes só não estão respirando direito. Já fazem todo o resto direitinho. Acredita? Outros fazem tudo direitinho, mas continuam fumando demais. Tem gente que só de diminuir a quantidade de cigarro por dia e respirar melhor já melhora bastante coisa. Tem gente que só precisa corrigir a água, pois o restante já estava legal. Às vezes é uma coisinha que você está deixando de fazer e que o está puxando para baixo, impedindo que todo esse sistema de autorrecuperação funcione.

TERCEIRA

Todo sintoma ou doença sinaliza que algo que você está fazendo levou a aquilo e precisa ser mudado. Se você quiser se livrar desse sintoma ou doença, tanto quanto evitar ocorrências futuras, precisa corrigir o que foi feito de errado e fazer diferente. Caso contrário, quando você parar de tomar um remédio, voltará ao que causou aquele sofrimento, porque o fator causador não foi abordado e continua se agravando dentro de você. Ou seja, você gasta mais pensamentos e ações para eliminar sintomas ou doenças ou você investe pensamentos e ações em obter e melhorar sua SAÚDE? Não foque na doença. Foque em "EU PRECISO MELHORAR MINHA SAÚDE" e o que você VAI fazer para isso. Você vai se surpreender muitas vezes com a doença indo embora. Assim, até o remédio age melhor – quando necessário.

QUARTA

Obter e manter boa produtividade, seja atividade cerebral, do organismo, profissional, rotinas do dia a dia, ou seja, qualquer atividade que você realize, por dentro e por fora, somente é possível quando se está SAUDÁVEL! Parece óbvio, mas não é. Há pessoas que se esforçam tanto em atingir seus objetivos que acabam deixando de lado o cuidado com a SAÚDE, se esquecem de que, para colher os frutos dos próprios trabalhos, é preciso ter SAÚDE. Quantos casos ouvimos falar de grandes empresários adoecidos por excesso de trabalho, de preocupações? Ou que vieram a falecer cedo e acabaram não aproveitando os resultados? O Homem é engraçado, entrega a SAÚDE para ter dinheiro e depois gasta dinheiro para tentar recuperar a SAÚDE. No entanto, nem sempre a recupera.

Pare e preste atenção em você!

QUINTA

Toda ação gera resultados e com a SAÚDE não é diferente. Atitudes ruins costumam gerar sintomas. Um conjunto de sintomas, costuma se agrupar e trazer doenças. Já bons pensamentos costumam gerar boas ações, pautadas em bom conhecimento, que costumam colaborar para a SAÚDE. É simples assim! Quem tem doença está nutrindo algum tipo de pensamento e gerando ações negativas que não favorecem seus mecanismos de defesa, de prevenção e reparo.

São os hábitos de vida, equilíbrio de vitaminas, minerais, hormônios, neurotransmissores, desintoxicação, bons exames para detectar o que precisa ser melhorado, um bom acompanhamento médico, e, ANTES DE TUDO, cultivar bons pensamentos, boas ações para o espírito elevar-se e com ele nosso organismo e mente, que de fato garantem uma qualidade de vida cada vez maior.

Alie pensamentos positivos com os cuidados básicos com a SAÚDE!

SEXTA

Não se faça de vítima. Não seja vítima do próprio descuido para com você mesmo. Não seja aquela pessoa que coloca a culpa só no mundo exterior pelos sintomas e doenças que possui. Nenhuma dessas posturas o favorece. Se você passa a vida inteira colocando a culpa na sua esposa ou no seu marido que o sabota, no seu chefe que lhe traz estresse, no vizinho que faz barulho e não deixa você dormir, no governo, na lotação cheia e tantos outros empecilhos que na vida, certamente, surgem, você está colocando a culpa em fatores que pouco ou nada pode mudar. O que isso lhe traz de positivo? Nada. Traz indignação, revolta, rancor, ódio. Tudo isso são venenos que você consome e que o matam. Não vão resolver, não vão sanar seus problemas, somente lhe farão mal. Todos nós nos estressamos, eu também e por motivos diversos, mas é preciso reconhecer que muitas vezes, ao mudar algo internamente que não está legal, mudar nossa forma de conduta ante as pessoas, é possível controlar essas adversidades da vida e viver melhor. Ou seja, saber lidar com os problemas de forma sadia, evitando pessimismos e controlando sentimentos negativos é a melhor forma de se levar a vida.

O que eu quero dizer é que às vezes, seu problema não vem de fora, mas de seus próprios pensamentos e atitudes: apontar culpados muitas vezes não resolve suas causas!

Valorize seu corpo, sua mente, seu espírito e faça o bem pelos outros.

Oito causas

O foco deste livro é PROMOÇÃO DA SAÚDE, mas é impossível deixar de falar um pouco do que mais acontece com quem NÃO a tem, não dá a devida importância para ela: SINTOMAS E DOENÇAS. Até porque a maioria das pessoas busca mais ativamente atenuar ou eliminar os "incômodos" já existentes, em vez de evitá-los e preveni-los. É importante conhecê-las porque resolver as "causas" certas é o passo mais útil e efetivo que podemos tomar rumo a obter, manter e melhorar SAÚDE de verdade.

CARÊNCIAS E DEFICIÊNCIAS

Mesmo a melhor máquina do mundo vai funcionar MAL se não tiver materiais disponíveis, seja para comporem sua estrutura, seja para servirem de combustíveis para o seu funcionamento: um carro não funciona sem gasolina, óleos, fluidos. A falta de um deles acaba prejudicando o bom funcionamento "do todo", mesmo que haja abundância dos demais, não é? No corpo humano, máquina mais perfeita já criada, ocorre o mesmo, a falta de meramente UMA substância já impede o melhor funcionamento de tudo. Por exemplo, a falta de Magnésio prejudica mais de 200 processos metabólicos; a falta de Vitamina D3 prejudica a expressão correta de milhares de genes, entre vários outros.

INFLAMAÇÕES

Inflamação é a reação do corpo contra qualquer agressão que o corpo, ou parte dele, esteja sofrendo, ou seja, tudo que AGRIDE uma parte do corpo provoca uma reação de inflamação.

É parte fundamental do legítimo esforço do organismo de reparar os danos e tornar a parte envolvida mais forte ante novas agressões similares no futuro.

Entenda por agressão, aqui, algo mental ou físico, químico ou biológico, real ou imaginário – desde uma pancada no dedão do pé a uma situação estressante, uma infecção a uma intoxicação alimentar, desde um abuso de bebida alcoólica a um pensamento ruim recorrente.

O problema é que inflamações muito intensas e/ou muito duradouras tendem a produzir várias substâncias químicas denominadas "MEDIADORES INFLAMATÓRIOS" que chegam à corrente sanguínea e assim atingem todo o organismo, potencialmente inflamando os locais aonde chegarem. Também por isso quando temos uma gripe ou infecção mais forte, tendemos a ficar com humor mais "para baixo" (o cérebro inflamado tende a tornar-se mais ansioso ou deprimido e infecções são causas de inflamação), as articulações e os músculos podem doer mais.

Some-se a isso a chamada "INFLAMAÇÃO SUBCLÍNICA", aquela de baixo grau, mas comum e constante na maioria das pessoas, as quais os exames convencionais não costumam detectar, sendo causada principalmente por maus hábitos de vida (sobretudo má alimentação, sedentarismo e intoxicações recorrentes), responsável por causar ou agravar centenas de sintomas e doenças e ainda subvalorizada pelas abordagens mais convencionais em Medicina.

INTOXICAÇÕES

Existem basicamente dois tipos de toxinas: as substâncias que sempre são tóxicas (como as das drogas ilícitas, da fumaça do cigarro e de metais tóxicos como arsênico, chumbo e mercúrio) e aquelas que se tornam assim quando o organismo é exposto a elas em excesso (nutrientes em geral, medicamentos) – todo excesso faz mal.

Toda intoxicação sobrecarrega os sistemas desintoxicantes do organismo (fígado, intestinos, rins, pele, pulmões e sistema linfático, sobretudo) e, além de poder causar dano direto a células/tecidos/órgãos, "rouba" do organismo energia e recursos que seriam usados produtivamente em muitas outras funções orgânicas, e não somente para o combate da intoxicação.

> Lembre-se de que, na maioria das pessoas, energia e recursos não sobram (mais comumente faltam), e esse quadro tende a piorar com o envelhecimento e maus hábitos: quando faltam energia e/ou recursos, adoecemos. Simples assim.

DISTÚRBIOS NO FUNCIONAMENTO MENTAL (ESTRESSE, ANSIEDADE E DEPRESSÃO)

O conjunto de áreas cerebrais responsável por nossas emoções e comportamentos sociais é chamado de SISTEMA LÍMBICO e ele atua no organismo, fisicamente, por meio de dois dos seus componentes principais, a AMIGDALA (cerebral, é claro) e o HIPOTÁLAMO: estes "traduzem" os estímulos emocionais, como motivação, raiva, prazer, em hormônios que afetarão outras glândulas, que em resposta produzirão outras dezenas de hormônios e assim atuando de maneiras diversas em TODO o organismo.

Ou seja, uma vez que nossos pensamentos sempre contêm emoções, sempre afetarão o metabolismo, a todo o momento, das mais diversas formas. Por isso se fala tanto que "o que pensamos tem grande poder de cura ou de adoecer", e a Neurociência já comprova que nosso padrão de pensamento até permite a regeneração de neurônios, a criação de novos e o estabelecimento de conexões durante toda a vida: tudo isso baseado no que mantemos mais frequente em nossas mentes!

Somente dois componentes do Sistema Límbico foram citados, mas ele é muito maior e mais importante que isso! Sugiro fortemente que você amplie seus conhecimentos sobre seu funcionamento mental, acessando o site: www.icaro.med.br/NeuroCiencia

INFECÇÕES

Uma doença infecciosa corresponde a qualquer doença clinicamente evidente que seja o resultado de uma infecção ou a presença e a multiplicação de agentes biológicos patogênicos no organismo hospedeiro. As infecções são causadas por agentes infecciosos, como os vírus e as bactérias.

Ou seja, tudo que nos invada e multiplique-se dentro de nós, causando lesões, está nos infectando, e acreditem: isso ocorre a todo momento, dezenas de vezes por dia – não adoecemos na maioria das vezes porque um sistema imunológico competente habitualmente mata o conjunto de invasores antes que o mal fique grande demais. Nossos sistemas de reparo silenciosamente trabalham, de maneira incessante. Ocorre que tudo isso gasta BASTANTE energia e recursos que, não raras vezes, faltam e têm de ser "desviados" de outras áreas e processos importantes do organismo, gerando fragilidades e distúrbios.

ESTRESSE OXIDATIVO EXCESSIVO

Inúmeras reações químicas normais dentro do nosso organismo (sobretudo envolvendo oxigênio) fundamentais à nossa existência acabam gerando como "resíduo" os chamados radicais livres. Os radicais livres normalmente são neutralizados por sistemas biológicos que temos para esse fim, mas às vezes eles não dão conta.

Por exemplo, o combate a infecções usa muito a produção local de estresse oxidativo para matar invasores e o simples fato de respirar gera esses radicais livres. O problema é que, em excesso, ele é altamente inflamatório e lesivo, prejudica os mecanismos de reparo e aumenta as chances de mutações genéticas que podem levar a mais lesão, muitos sintomas, causar/agravar doenças ou até tumores/câncer. Novamente, o que mais leva a estresse oxidativo descontrolado são os fatores já falados acima, que ou geram excesso de radicais livres ou prejudicam o funcionamento dos sistemas que naturalmente temos para combatê-los.

GENÉTICA OU EPIGENÉTICA

Durante muito tempo, a Ciência nos fez acreditar em sentenças como: "se você é mulher e há vários casos de câncer de mama em familiares, cuidado, pois você deve desenvolver também"; até um paciente me disse certa vez (equivocadamente) que estava convencido de que o câncer era uma doença predominantemente genética, como Alzheimer, entre tantas outras.

Hoje em dia, sabemos que não é bem assim. Nossas tendências genéticas familiares podem aumentar nossas chances de desenvolver algo (seja uma doença ou um traço forte familiar, protetor ou de resistência), mas isso não costuma passar de 30%, ou seja, alguém que se cuide bem pode passar a vida sem doenças cardiovasculares mesmo sendo de família na qual quase todo mundo as apresenta; ao mesmo tempo em que quem deixar a SAÚDE para segundo plano pode ser "a pessoa mais doente" de uma família extremamente saudável.

Por que tudo isso? Simples: MODIFICAÇÃO DO DNA E EPIGENÉTICA.

Deixem-me explicar um pouco de GENÉTICA

O núcleo de cada uma das nossas células carrega o nosso DNA (entre 20 a 25 mil genes), uma mistura do que herdamos dos nossos pais, e responsável por conter toda a nossa "receita de bolo": como nascemos para ser estruturalmente, funcionarmos, pontos fortes e fracos. Quando uma célula da pele precisa multiplicar-se, por exemplo, "abre" o DNA e "lê" a parte dele que ensina a multiplicar-se; quando uma célula glandular precisa produzir um hormônio, abre o mesmo DNA, mas lê outra parte, a que corresponde a como produzir aquele hormônio e assim por diante. Ou seja, mais do que quais são as características do seu DNA, o fundamental mesmo é como ele é "lido", interpretado e suas informações executadas.

Sabemos atualmente que a todo o momento nosso DNA está mudando, bem sutilmente, de acordo com fatores como os citados até o momento neste texto, mas como isso se processa ainda é uma área de pouco conhecimento comum. O que mais sabemos na atualidade é que os mesmo fatores acima são capazes de alterar como nosso patrimônio genético (DNA) é lido e "executado" – a isso se denomina Epigenética, quando e com qual frequência um gene será lido ou ignorado.

Alguns exemplos:

- Pessoa com vários casos de Alzheimer em familiares próximos, portadora de genes mais comumente relacionados com a doença e que não cuida bem da sua SAÚDE, tem maiores chances de desenvolver a doença e de maneira mais precoce e agressiva, com evolução mais rápida;
- Pessoa como a apresentada, mas que cuida bem da SAÚDE, possivelmente nunca desenvolverá a doença ou, se ocorrer, de forma branda e com melhor prognóstico e melhor resposta a tratamentos e controle;
- Indivíduo proveniente de família sem qualquer histórico de doenças e que cuide bem da SAÚDE, possivelmente vai viver muito e bem!
- O mesmo indivíduo apresentado, mas que cuide mal da SAÚDE, deve desenvolver várias doenças e possivelmente vai transmitir as "novas tendências" que adquiriu, pelo estilo de vida ruim, via genética, para as novas gerações.

Entendeu? Genética é tendência, e não sentença.

ACIDENTES / FATALIDADES / IMPREVISTOS

É claro que todos estamos sujeitos a imprevistos como acidente de trânsito, quedas, queimaduras, exposição excessiva a algum fator agressor (fumaça muito intoxicada, radiação), picada de algum inseto/bicho, entre diversas outras situações. Nesses casos, se não for muito grave a ocorrência, quem cuida bem da SAÚDE tende a ter menos sofrimento, menos lesões e recuperar-se melhor delas; e o contrário, para quem já se acidentou tendo o organismo fragilizado.

Entretanto, aqui temos de considerar, seriamente, se estamos PREVENINDO IMPREVISTOS de verdade, fazendo direito nossa parte:

- Estamos realmente atentos ao trânsito ou mexendo no celular?
- Usamos sempre equipamentos de proteção individual nas situações em que a lei sugere?
- O estresse tem prejudicado o julgamento em situações de decisão?
- Executamos tarefas de potencial risco com a devida atenção a isso?
- Colocamo-nos em perigo sem real necessidade disso?

Em tudo isso, o melhor é prevenir, já que, quando ficam sequelas, estas decerto prejudicam o funcionamento orgânico de alguma forma e demandam adaptações por parte de cada um, podendo levar a distúrbios em SAÚDE.

Os quatro pilares

SAÚDE NÃO É IGUAL A AUSÊNCIA DE DOENÇAS

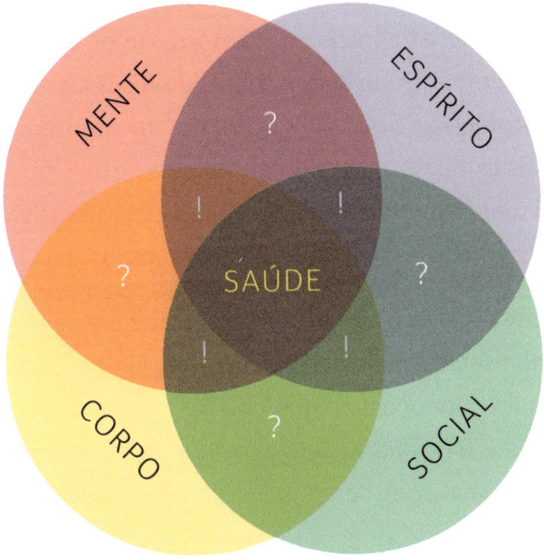

No final das contas, todo mundo quer sentir-se BEM. É esse o objetivo maior de todos nós na vida. Alguns querem muito dinheiro para comprar coisas que tragam a sensação de bem-estar. Outros ajudam o próximo porque, ao fazerem isso, sentem-se bem. Há ainda os que buscam poder e status como meios de alcançar esse estado e há até os que se esforçam para conquistar e manter um corpo cada vez mais definido e forte para sentirem-se bem consigo mesmos.

Ou seja, sentir-se bem é a busca máxima de todo ser humano e aqui estão os QUATRO COMPONENTES BÁSICOS que devem ser focados: sentir-se bem com a composição e o funcionamento do seu CORPO, seus pensamentos, ou seja, sua MENTE, seu ESPÍRITO (espiritualidade e relacionamento com Deus) e suas RELAÇÕES SOCIAIS (grupos diferentes de colegas e amigos com quem você mantém contato frequente). Quando você está contente e em paz com esses quatro fatores, todos juntos e ao mesmo tempo, pode vangloriar-se de ter SAÚDE (de acordo com a definição estendida, baseada nos critérios da Organização Mundial da SAÚDE (OMS)). E entenda que, por essa definição, não estou falando em perfeição nesses pontos, mas sim em sentir-se bem em cada uma dessas áreas mesmo com os pequenos problemas que eventualmente apresentem. Alguém pode sentir-se bem fisicamente, mas ter um problema de locomoção; outro pode sentir-se bem mentalmente, ainda que ninguém esteja livre de lapsos de memória e pensamentos "ruins" de vez em quando.

Quando uma dessas áreas não vai bem, ela acaba prejudicando as demais, comprometendo seu bem-estar. Por exemplo, alguém repleto de pensamentos tristes, com poucos amigos/colegas, ou um cristão sentindo-se "afastado" de Deus dificilmente terá o melhor desempenho físico possível; quem se alimenta mal pode sentir-se ansioso com mais facilidade etc.

Agora, olhe com atenção a imagem anteriormente representada. Podemos observar que SAÚDE, como já explicado, está na interseção dos quatro fatores: CORPO, MENTE, ESPÍRITO e RELAÇÕES SOCIAIS. Se você foca demais em apenas UMA dessas áreas, com certeza está negligenciando as demais e dificilmente se sentirá saudável.

Se seus maiores focos encontram-se, na imagem, representados pelos pontos de interrogação (?), você ainda tem sua atenção, seus gastos de tempo e energia polarizados demais e pode ter a ilusão de SAÚDE, mas essa polarização excessiva não tardará a prejudicar os pontos que você julga fortes em sua vida.

Se a interseção entre as áreas que mais têm merecido seu empenho são representadas na imagem pelos pontos de exclamação (!), parabéns! Você está quase lá, mas entenda que a correção de problemas na área deficiente será fundamental para que você não seja por ela "puxado(a) para baixo", rumo à doença.

Compreendeu por que SAÚDE, de verdade, é bem mais que só não sentir sintomas incômodos ou doenças? É fundamental conhecermos nossos hábitos e estilo de vida, para melhor identificarmos pontos a melhorar.

Os cinco fatores

SEU ORGANISMO COMO UM GRANDE CANTEIRO DE OBRAS

Se você chegou até esta parte, está em busca de CONHECIMENTO ÚTIL, efetivo e de qualidade em SAÚDE.

Toda vez que vamos CONSTRUIR algo, precisamos de cinco coisas básicas; se uma delas faltar ou estiver inadequada, não haverá construção ou os resultados serão ruins. São elas: um bom terreno, material de construção de qualidade, competente equipe de trabalhadores, bom coordenador dos trabalhos, como um mestre de obras que transmite as ordens para o time de trabalho, e os planos do que precisa ser construído. O nosso corpo segue esse mesmo padrão, já que está o tempo inteiro construindo (ou transformando) substâncias.

Seguindo por essa comparação, o terreno está para o meio ambiente que nos cerca e nossa GENÉTICA. O material de construção vem dos nossos HÁBITOS DE VIDA. A "equipe" é o conjunto das nossas CÉLULAS,

TECIDOS, ÓRGÃOS e MATRIZ EXTRACELULAR. O "mestre de obras" são os HORMÔNIOS, NEUROTRANSMISSORES e IMPULSOS ELETROMAGNÉTICOS. O "engenheiro" é a nossa MENTE, por meio do nosso CÉREBRO. E, por final da obra, SAÚDE é o resultado natural de lidar DIREITO com TODOS esses fatores!

Aprofunde esse conhecimento acessando o *link* e assistindo ao vídeo: www.icaro.med.br/5Fatores

É culpa sua?

Antes de prosseguirmos, a essa altura é interessante fazer a seguinte reflexão: O que você realmente faz para ter uma vida saudável? A seguir, você encontrará 12 hábitos saudáveis imprescindíveis para uma boa qualidade de vida e bem-estar.

Mentalmente, identifique aqueles que você pratica e aqueles que não pratica.

VAMOS PENSAR JUNTOS?

- Toma água regularmente
- Alimenta-se corretamente
- Tem bom sono e acorda descansado
- Evita ingestão de toxinas e procura desintoxicar-se regularmente

- Toma sol regularmente
- Organiza-se, planeja-se e age de modo a identificar seus objetivos e executar seus planos e ações
- Respira adequadamente
- Pratica exercícios
- Reduz e gerencia o estresse
- Consulta regularmente bons profissionais de SAÚDE
- Cuida da mente e do espírito
- Auxilia com suplementos, se não obtém da boa alimentação o necessário para o organismo

Se você pratica pouco ou nenhum desses hábitos, sem dúvida alguma, infelizmente, você é o principal responsável pelos maus sintomas e doenças que tenha, ou venha a ter. Dificilmente, os medicamentos sozinhos resolverão os problemas, se sua rotina não se responsabilizar primeiro pelo seu bem-estar. Não se desespere! Muitas vezes isso ocorre por falta de conhecimento, como eu disse anteriormente, por não saber exatamente o que significa SAÚDE. Ainda há tempo de mudar isso.

Se você pratica grande parte desses bons hábitos, parabéns! Entretanto, ainda deve melhorar e esforçar-se para praticar todos. Este manual lhe ajudará nessa jornada de conhecimento.

Os doze hábitos

A MÁQUINA CHAMADA CORPO HUMANO

Pense no seu CORPO como uma máquina. Como toda máquina, ele precisa de combustíveis para funcionar, materiais para compor sua estrutura e manutenção adequada periódica. Entenda, então:

- Os combustíveis fundamentais para nosso corpo funcionar (e materiais para sua estrutura) são água, nutrientes da alimentação e oxigênio da respiração;
- Esses combustíveis precisam chegar a todas as células do corpo, e isso só é possível por meio da boa circulação sanguínea, que depende de exercício físico regular;
- É durante o sono que esses materiais e combustíveis são mais bem utilizados, do jeito certo, nos lugares mais necessários;
- A exposição regular à luz solar, adequada, é outro combustível importante para a produção de hormônios, como Vitamina D, serotonina e regular o ritmo cerebral baseado em dia e noite;

- Atrapalham tudo isso o estresse e as intoxicações, que drenam energia e recursos do organismo, prejudicando o bom aproveitamento destes por partes do corpo;
- Para dar a devida atenção a esses fatores todos, precisamos identificar e estabelecer nossos focos, objetivos e realizar o planejamento necessário para atingi-los;
- Funcionamento cerebral adequado é fundamental para que a mente possa pensar e executar tudo isso. Como a mente é controlada pelo nosso espírito, torna-se então prioridade que ambos sejam bem cuidados;
- Quando a alimentação não é suficiente para nutrir, suplementação pode ser bastante oportuna, e para isso o ideal é que bons profissionais de SAÚDE sejam regularmente consultados e suas orientações acompanhadas e seguidas.

Bastante óbvio, não?

Para ajudá-los nessa jornada de obter, manter e otimizar seu bem-estar e qualidade de vida, criei um guia de 12 hábitos, aqueles que, anteriormente, pedi a vocês que identificassem quais praticavam e quais não praticavam. Em detalhes, vou explicar a importância de cada um deles. São condições que só você pode fornecer para o seu organismo, conscientizando-se da sua importância, adotando-os e mantendo-os: são eles que permitem ao seu corpo e mente fortalecerem-se para evitar e combater as doenças agindo nas suas causas, assim prevenindo, eliminando ou melhorando sintomas de forma natural, mas duradoura e bastante efetiva; lembre-se sempre de que nenhum tratamento realmente funciona em quem não procura ter e manter o máximo de hábitos de vida saudáveis. Você também pode ter acesso a eles de forma mais detalhada, acessando www.icaro.med.br/12PASSOS.

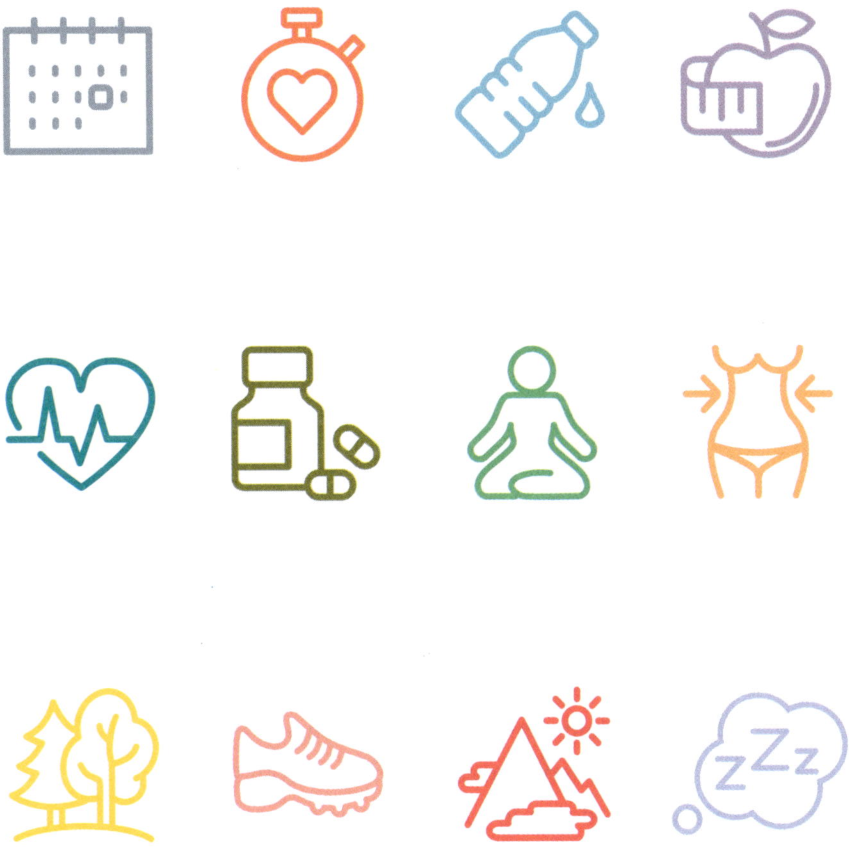

ORGANIZE SEU TEMPO

Você pode até aproveitar o passeio, mas é difícil contemplar o caminho quando não se sabe exatamente aonde se quer chegar. O raciocínio é simples: você só pode escolher caminhos, planejar esforços, juntar forças e atingir algo se souber claramente o que é esse algo!

Aquele que consegue gerenciar bem o seu tempo alcança melhores resultados e tem mais sucesso, uma vez que, com o tempo regulado, a produtividade aumenta. De empresário a dona de casa, seja qual for sua rotina, a organização do tempo é fundamental, pois ajuda a planejar metas, traçar rotas, definir objetivos, e tudo isso encurta o caminho ao sucesso. Com isso quero acabar com a famosa desculpa de que não se tem tempo para cuidar da SAÚDE.

Por isso, antes de começar a mudar seus hábitos e assim mudar sua vida, sugiro que você pegue um grande pedaço de papel (pode ser uma cartolina) em branco e comece a colocar nele seus PROPÓSITOS DE VIDA. Não se preocupe se seus propósitos são ou não factíveis neste momento da sua vida; lembre-se de que eles representam aonde você quer chegar e isso está além da realidade, como deve mesmo ser.

Agora, escreva seus objetivos de vida, seguindo os mesmos passos e sugestões que usou para os propósitos. Você verá que tem bem mais objetivo na vida, já que os objetivos são metas um pouco mais diretas, para o dia de hoje, o de amanhã, a semana, o mês, o ano, a década. Objetivos representam aonde você quer chegar de forma mais palpável, e muitos são mesmo materiais.

Depois de listados, vem o primeiro filtro que você deve aplicar: quais objetivos estão diretamente em concordância com seus propósitos? Os que estiverem de acordo serão sua prioridade no momento.

Uma vez identificados seus propósitos e objetivos, a próxima etapa é planejar: afinal, se você já sabe AONDE quer chegar, agora é importante saber COMO. O planejamento é importante para que você invista seu tempo e energia com o máximo possível de sabedoria e utilidade, contemplando o máximo possível de obrigações e atividades realmente necessárias na sua agenda.

Minha sugestão aqui é que você desenhe uma grade de horários semanal, em que estejam seus horários e seus dias da semana, pois isso evitará atrasos, esquecimentos e, sobretudo, o gasto de tempo e energia com o que não é prioridade. A grade inicialmente estará em branco e você deve ir preenchendo da seguinte forma:

VERMELHO

Escreva ou pinte de vermelho os blocos correspondentes aos dias da semana em que você tem compromissos essenciais e cujo horário não seja mutável. Por exemplo, seus horários e dias de trabalho, seus momentos de sono, de fazer as refeições principais, tudo que for essencial.

AMARELO

Em amarelo ficarão seus compromissos importantes, que precisam ser executados, mas que podem ter horários flexíveis. Entretanto, que precisam ser cumpridos. Por exemplo, seus horários de exercícios físicos, seu horário de estar na igreja.

Você vai ver que várias tarefas ligadas aos seus objetivos, ou que você simplesmente quer fazer na sua rotina, até por lazer, ainda estão de fora, na sua lista lateral, mas é agora que elas entram.

VERDE

Nesta cor ficarão os compromissos e atividades que você acha que deveriam ser executados (em razão dos seus objetivos), mas que ainda não têm horário ou sobre os quais você ainda não tinha pensado. Por exemplo, seu tempo com a família, suas atividades de lazer, seu dia e horário semanal de planejamento de atividades (sim, recomendo que você tenha esse momento para ter menos imprevistos ou dispor de tempo disponível para resolvê-los).

AZUL

Finalmente, para a cor azul ficará todo o restante que está na sua barra lateral e ainda não foi contemplado na sua rotina. Sobre quando ser feito, o encaixe na agenda somente deve ocorrer se ainda existir espaço nela, ou seja, não esprema, não encurte horário de outros compromissos para caber. Isso comprometerá toda a missão que estamos tentando seguir aqui.

Entenda que existirão blocos mistos, ou seja, com duas caracterizações diferentes. Por exemplo, pode ser que em alguns horários você tenha de estar fisicamente no trabalho, mas possa encaixar seus horários de meditação, de lanches intermediários, de ler algo.

Agora que você já sabe o que fazer e quando fazer, outra etapa muito importante do planejamento chega: o **COMO** fazer. Para isso, é fundamental que você se informe com qualidade: consulte bons sites na internet, troque experiências (redes sociais ou mesmo pessoalmente), pergunte para experts acessíveis, reflita, pesquise, **RACIOCINE**. Afinal, toda resolução de problemas deve ter idealmente três partes, sendo a primeira reconhecer o problema e suas características (conhecer o inimigo), a segunda planejar como resolvê-lo e a terceira (e mais importante, com a qual devemos gastar a maior parte do nosso tempo e energia) partir para a aplicação das melhores estratégias, planejadas e escolhidas para resolvê-lo.

Não se apresse demais: quem pula etapas acaba enfrentando mais dificuldades e imprevistos e, por isso, acaba desmotivado e colhendo piores resultados. Siga no seu ritmo, mas esteja sempre progredindo. Afinal, se a maior parte da vida é caminho e não destino, que todos estejamos sempre caminhando em evolução, certo?

Por fim, quando você já sabe o CERTO, AONDE quer chegar, aproximadamente QUANDO e COMO fará isso, agora é exercitar FOCO, DISCIPLINA e PERSEVERANÇA, com a devida paciência. Bons resultados raramente vêm da noite para o dia.

Mudar hábitos dá trabalho, sim, requer mudanças de focos, objetivos, demanda planejamento e disciplina. Ou seja, mudar como você levou a vida por anos ou mesmo décadas requer esforço, e muitos arranjam desculpas para não investir o devido tempo e energia empregados nisso.

Entendido? Então agora é com você! Identifique seus propósitos e objetivos de vida, leia com atenção este livro, planeje e programe-se para encaixar os bons hábitos de vida na sua rotina diária.

Não desista com os obstáculos do caminho!

Aprofunde esse conhecimento acessando o *link* e assistindo ao vídeo: http://www.icaro.med.br/habitozero/

PROCURE GERENCIAR SEU ESTRESSE

Você é perfeitamente capaz de lidar bem com estresse, mas NÃO é possível eliminá-lo, ok? Esclarecendo desde o início: estresse é, por definição, qualquer reação que seu organismo tenha, física ou mental, visando reagir a algo que o desequilibrou (física, mental, emocional ou espiritualmente). Mesmo situações positivas podem gerar estresse: caminhar, por exemplo, é gerar desequilíbrio a cada passada e contar com o reequilíbrio do organismo para que não se caia e a próxima passada seja preparada. Outro exemplo é quando recebemos uma notícia muito boa: naquele momento é gerado um agradável desequilíbrio que, se não fosse compensado, poderia até levar a problemas de SAÚDE.

Ou seja, todo ser humano está sendo desequilibrado a cada momento e precisa de inúmeras **REAÇÕES DE ESTRESSE** para recompor-se até adaptar-se e tornar-se mais forte contra novos desequilíbrios. Só fomos feitos para lidar efetivamente com estresses de curta duração, resolvendo efetiva e rapidamente as suas causas, e não para mantermo-nos sob estresse por muito tempo seguido. Nesses casos, o estresse excessivo promove desgaste do organismo, hiperconsumo de nutrientes, combustíveis e reservas, gasto de energia com o desequilíbrio causado e, se persistir, pode levar não só a doenças psíquicas, como ansiedade e depressão, mas também a doenças físicas diversas, sobretudo, de fundo endocrinológico e imunológico.

Mas o estresse pode e deve ser mais bem gerenciado

Os estímulos externos (ou nossos próprios pensamentos quando agem simulando ou relembrando estímulos externos) sempre existirão, mas a forma como reagimos a eles é sempre um processo interno, nosso, individual e que, portanto, podemos modular, controlar e gerenciar de forma que não sejam incômodos e tornem-se até mais produtivos para o conjunto da nossa experiência humana.

Resumindo, quando o assunto é estresse, tenha em mente três pontos principais:

- Sendo o estresse algo inevitável e de diversos tipos e origens, a chave para seu bom gerenciamento é VOCÊ.
- Procure gerar menos situações estressantes; organização e planejamento auxiliam a evitar esse tipo de situação, uma vez que desorganização e imprevistos são grandes causadores de estresse.
- Lidar melhor com ele significa evitar remoê-lo repetidamente, procurando fazer pausas no seu dia a dia para relaxar, mudar de foco, ter lazer. Quanto mais você mantém o padrão de pensamento negativo repetidamente, mais ele aumenta de força e no seu potencial de causar efeitos danosos. Por isso, tente mudar o foco, respire fundo, ouça uma boa música para mentalizar boas coisas, leia um livro, entre outras diversas atividades que permitam se desligar um pouco do problema em questão.

Aprofunde esse conhecimento acessando o *link* e assistindo ao vídeo: http://www.icaro.med.br/stress-gerencie-melhor-hoje/

BEBA ÁGUA REGULARMENTE

Há quem pense que nunca esteve desidratado, a quem posso afirmar que a desidratação ocorre todos os dias, por várias vezes. Isso porque a produção de urina, transpiração e produção de fezes estão constantemente ocorrendo, o que faz da perda de água uma condição igualmente constante. Para se ter ideia, quando uma pessoa sente sede, a água já está em falta no seu organismo há algum tempo. Isso ocorre porque o corpo tem mecanismos de reduzir a perda de água, diminuindo a produção de urina, desidratando as fezes, reduzindo a transpiração e até "roubando" água da respiração para poupar água. Quando vem a sede, o organismo está na verdade mostrando que seus reservatórios de água estão com os níveis baixos e que não está mais conseguindo compensar as perdas. Assim sendo, a ingestão de água deve ocorrer independentemente da sede, de modo constante e rigoroso.

É certo que há água nos alimentos, mesmo os sólidos, mas a complementação diária de água deve ser feita, periodicamente, conforme já disposto. Uma forma prática de checar se a quantidade de água adequada para o seu corpo está sendo tomada é observar a coloração da urina, a qual deve ser sempre incolor; quanto mais forte a cor, geralmente, mais concentrada está a urina, ou seja, menos água há em relação ao que está sendo eliminado.

Cerca de 70% do nosso corpo é constituído de água, logo, na falta dela, tudo fica prejudicado e funciona pior. A água deve ser ingerida várias vezes por dia, pelo menos três litros por dia, para um adulto. A desidratação está envolvida em praticamente todas as doenças e sintomas, desde obesidade e dores de cabeça, até pressão alta, inflamações e doenças circulatórias em geral.

Aos hipertensos: os rins têm papel fundamental no controle da pressão sanguínea e são os únicos órgãos do corpo que podem parar de receber sangue, caso haja desidratação considerável; sendo assim, é especialmente importante a ingestão adequada de água aos portadores de pressão alta.

Se você precisa se lembrar de tomar água, coloque um relógio para despertar de hora em hora, peça a alguém que o lembre, ajuste alarmes no seu computador ou celular, use um anel diferente ou até fita amarrada em um dos dedos ou pulso, qualquer ação que faça você se lembrar de algo tão importante como esse. Ande com uma garrafa de água carregada com você e no carro, tenha uma no trabalho e nos locais onde passa mais tempo. À noite, já pense em que locais estará no dia seguinte e como fará para ter água disponível em todos eles, para quais terá de levá-la e como conseguirá isso em quantidade e qualidade suficientes. Isso se chama planejamento e evita muitos imprevistos, chateações e descumprimento de hábitos de vida.

Aprofunde esse conhecimento acessando o *link* e assistindo ao vídeo: www.icaro.med.br/AGUA

Baixe o aplicativo criado especialmente para ajudá-lo a tomar água, comer e respirar adequadamente. Disponível em: http://www.icaro.med.br/aplicativo.

ALIMENTE-SE CORRETAMENTE

Os alimentos trazem energia e matéria-prima para nosso organismo reconstruir-se. Por isso, ele precisa receber esses nutrientes (sem excessos por vez) no máximo de três em três horas. Comer com qualidade é o ponto chave de um tratamento ortomolecular e é inútil se deixar iludir. Nada será conquistado se os antioxidantes por nós prescritos não forem acompanhados de uma boa alimentação, com restrição de gorduras ruins e substâncias pró-oxidantes. Frutas, verduras, legumes e fibras devem estar sempre presentes no cardápio diário. Não há fórmula ou suplemento alimentar que funcione quando a dieta é pobre e equivocada. Portanto, procure o mais rápido possível um nutricionista, de preferência com abordagem **FUNCIONAL** e solicite um planejamento alimentar.

Dê sempre preferência a alimentos orgânicos, cultivados em agricultura biodinâmica. Priorize, também, frutas, legumes e verduras da sua região. **COMA COLORIDO**. Muitas cores, pelo menos cinco ou seis diferentes, todos os dias. Alimentos de cor verde-clara e escura, laranja, cinza, vermelha, roxa e amarela, ou seja, um arco-íris de cores.

Para quem ainda come carboidratos como mais de 50% da sua ingestão diária de macronutrientes (a maior parte da população), a dica básica é: alimente-se de três em três horas e coma fibras diariamente. Ainda para estes: tenha sempre um excelente café da manhã e, a partir daí, alimente-se regularmente, mesmo sem fome – evite passar mais do que três horas sem alimentar-se: lembre-se do seu metabolismo! Busque alimentos de qualidade, variados e em menores porções em cada refeição. Os alimentos trazem energia e "matéria-prima" para nosso organismo reconstruir-se. Quem passa muito tempo sem comer funciona como um carro com problemas de combustível: simplesmente não anda direito; a falta de alimento causa prejuízos ao metabolismo.

Mas o ideal é que, em geral, comamos menos carboidratos nas refeições e assim contemos mais com as gorduras como fontes de energia. Quanto melhor adaptados estivermos a este padrão "LowCarb" (www.icaro.med.br/LCHF) de alimentação, menor a necessidade de comer em intervalos menores (como a cada 3h) e até pode ser cogitado em vários casos, com muitos benefícios possíveis, o Jejum Intermitente.

Entendido?

Mastigue, mastigue, mastigue!

É a Yoga mais difícil de todas. A cada garfada, repouse os talheres sobre a mesa. Lembre-se de que boca e língua não têm compromisso com nenhum outro órgão. Um alimento bem mastigado é melhor quebrado e seus nutrientes bem absorvidos pelo organismo durante a digestão.

Crie um ritmo para o seu intestino, ele agradece. O caminho da SAÚDE começa por colocar disciplina nestas duas (mastigação e evacuação).

Evacue diariamente. Mande para fora o que o organismo não deseja e SEMPRE VERIFIQUE SUAS FEZES. Qualquer anormalidade é sinal de que algo não está funcionando corretamente.

Folhas verdes, frutas, cereais (evitando o trigo, cevada e centeio, sempre que possível), brotos, cogumelos e similares são ricos em fibras e muito importantes porque ajudam a limpar nosso organismo por dentro, e nenhum intestino funciona direito sem elas.

Evite consumir leite de vaca, ou seus derivados, com frequência. Evite glúten, alimentos com aditivos alimentares, como por exemplo: conservantes, corantes, flavorizantes, acidulantes e todos os ANTES, que costumam causar ou agravar ITES – gastrite, rinite, sinusite, esofagite.

Lembre-se de que gorduras não são ruins, as suas células possuem o envoltório (membrana) formado por gordura + proteína, portanto, não seja radical. Consuma gordura, sim, mas com moderação e numa proporção maior de "gorduras boas" (monoinsaturadas e polinsaturadas como Ômega 3, 7, 9, etc).

Aprofunde esse conhecimento acessando o *link* e assistindo ao vídeo: www.icaro.med.br/ALIMENTACAO

DESINTOXIQUE-SE

O excesso de qualquer coisa sempre faz mal e pode até intoxicar o organismo. Por isso, excessos devem ser ocasionais e são mais bem tolerados pelo organismo que é bem cuidado no seu dia a dia. Por exemplo, mais que seis xícaras de café expresso por dia podem causar muitos sintomas, como: aumento da pressão sanguínea, gastrite, má absorção do cálcio, entre outros. Fumaças (de qualquer espécie, do cigarro à poluição), agrotóxicos, luz solar excessiva e ou nos horários errados, drogas e afins envenenam o organismo e sobrecarregam os sistemas de desintoxicação, causando, mantendo e piorando sinais, sintomas e doenças. Você já produz toxinas só por estar vivo, precisa deixar entrar mais ainda no seu corpo e mente?

Devido a maior produção de radicais livres, precisamos de mais antioxidantes. Não antioxidantes isolados, mas um conjunto de antioxidantes. A alimentação é uma opção, mas dificilmente alguém encontrará uma vasta variedade de alimentos não contaminados. O acréscimo de determinados alimentos e suplementos mostra, com suficiente comprovação científica, muitos benefícios. Tudo que reduza a inflamação e o estresse oxidativo do organismo facilita a vida dele quando o assunto é neutralizar e eliminar toxinas. Tudo que permita melhor funcionamento dos cinco principais sistemas desintoxicantes e eliminatórios: intestinos, rins, pele, pulmões e circulação linfática.

Aprofunde esse conhecimento acessando o *link*: http://www.icaro.med.br/detox-funciona-sim-e-deveria-ser-feita-por-todos-nos/

SUPLEMENTAÇÃO

Grande parte dos médicos ainda duvida da necessidade de tomar vitaminas e minerais sob a forma de suplementos. Lembrando que muitas vitaminas e minerais agem como antioxidantes e vivemos num mundo totalmente pró-oxidante.

Sabemos hoje que a quantidade de vitaminas que conseguimos obter por meio da alimentação normal não é capaz de nos proteger dos radicais livres. Além disso, uma alimentação bem equilibrada pode ser muito difícil nos dias de hoje: cinco a oito porções de frutas e vegetais diversos, peixes com frequência, leguminosas, cereais integrais, azeite, orgânicos.

Para completar a situação, temos muitos agentes tóxicos para enfrentar, por isso precisamos de mais vitaminas e minerais. Por exemplo, a vitamina C que é um dos mais potentes antioxidantes que temos e é importantíssima para o bom funcionamento cerebral. Ela participa da produção de muitos neurotransmissores e ainda é essencial para melhorar a imunidade, função adrenal, além de proteger o colesterol LDL da oxidação, impedindo a formação de placas de ateroma. Vitamina E, Magnésio, vitaminas do Complexo B e Acido alfalipoico também costumam ser bem necessários em uma boa suplementação.

Outra razão para a suplementação envolve a agronomia e a geologia. O nosso solo já não é tão rico quanto o solo de antigamente, como consequência disso, os alimentos não são tão nutritivos como costumavam ser. O excesso de agrotóxico encontrado na maioria dos alimentos, especialmente as frutas e os vegetais, também diminui o valor nutricional dos alimentos, além de ser prejudicial ao nosso organismo. Existem inúmeros estudos mostrando os malefícios do consumo de produtos que contêm agrotóxicos. Mais uma razão para a suplementação.

O refino dos alimentos também consiste num fator importante e que nos mostra a necessidade de suplementação. O refino determina uma perda considerável de nutrientes minerais. Arroz branco, por exemplo: temos uma perda de 75% do conteúdo de cromo e zinco, 26% a 45% de manganês, cobalto e cobre. Açúcar refinado: são reduzidas as concentrações de Manganês, Zinco e Molibdênio. Farinha de trigo: Ferro 75%, Cobre 67%, Manganês 88%, Zinco 77%, Cobalto 67%, Molibdênio 48%, Cromo 40%, Selênio 15%.

Alguns fatores diminuem a quantidade de minerais e vitaminas que absorvemos, o que nos mostra mais uma vez que a suplementação é imprescindível para aqueles que querem ter uma longevidade saudável.

As perdas excessivas de minerais, mais uma vez, são um fator que evidencia a necessidade de suplementação. Ocorrem em várias circunstâncias, tanto pelo aumento da eliminação de líquidos orgânicos, através de suor, diarreia, sangramentos, como por perdas metabólicas importantes, como ocorre no estresse.

Para finalizar, temos ainda um fator agravante, o uso de medicamentos ou drogas que inibem a absorção de minerais. Nosso organismo precisa de equilíbrio de nutrientes para funcionar corretamente. Tudo deve estar em ordem e proporção adequada. A reposição de vitaminas e minerais é fundamental nesse processo.

Todo mundo precisa de Suplementos?

Não! Mas a maioria das "pessoas normais" como nós, sim. Explico: algumas pessoas vivem com mais contato com a natureza, fazem seus horários com mais liberdade, cultivam seus próprios alimentos (livres de contaminantes, aditivos, toxinas)... Mas esta não é a realidade da maioria de nós, que costuma lidar com sobrecarga diária, menos descanso/lazer e, sobretudo, alimentação não tão boa, diversificada e "rica" assim: para muitos até há condições financeiras, mas o tempo dificulta correr atrás das opções mais saudáveis (ainda não tão disseminadas e acessíveis, com facilidade, como gostaríamos), prepará-las, leva-las conosco e consumi-las nos momentos mais adequados ou com a devida calma.

Por isso é que acredito que a maioria de nós precise incluir em sua rotina alguns suplementos, fitoterápicos e substâncias interessantes, sobretudo por seu custo-benefício e praticidade favoráveis. Por isso vou sugerir-lhes a seguir os melhores suplementos-remédios-naturais que não só consumo eu mesmo, em meu dia a dia, quanto habitualmente indico para meus pacientes (quando seu caso clínico e exames permitem e demandam, é claro) – a ideia aqui não é incentivar a automedicação, mas sim dar-lhe sugestões que julgo preciosas para VOCÊ avaliar seu caso junto aos seus profissionais de saúde de confiança.

Vamos a eles, com breve e resumida descrição de por que, em linhas gerais, recomendo-os para saúde geral. Não falarei todos os seus usos, mas sim aqueles principais pelos quais costumo indicá-los.

Estude-os mais a fundo e verá que têm ainda tantas outras boas propriedades, por exemplo as várias centenas delas presentes em www.MedicinaComplementar.com.br.

- POLIVITAMÍNICOS e MINERAIS: São raríssimas as pessoas que não têm múltiplas carências de vitaminas e minerais, o que tende a agravar-se com o aumento do estresse, por exemplo.

Muitas dessas carências são avaliadas adequadamente pelos exames convencionalmente mais solicitados pelos médicos. As vitaminas do complexo B e vitamina C são muito utilizadas pelo corpo nos dias de hoje, sobretudo porque entram em processos diversos de produção de hormônios e neurotransmissores, desintoxicação, produção de energia e reparos, ou seja, costumam ser as carências vitamínicas mais comuns. Quando o assunto são os minerais, são mais comuns as carências de Magnésio, Ferro, Zinco, Iodo e Cálcio (que nunca deve ser reposto em overdose e "sozinho", como fazem por aí...).

Buscar equilíbrio sempre!

- VITAMINA D3 (junto à vitamina K2) e MAGNÉSIO: Participam de centenas de processos orgânicos, desde a produção de energia à desintoxicação, leitura do código genético e reparos orgânicos. A maioria das pessoas tem carência dessas vitaminas e do magnésio.
- SUCO VERDE: existem centenas de composições diferentes para eles e, portanto, uma grande multiplicidade de ações que podem ter no organismo. Prescrevo e uso, principalmente, visando desintoxicação, melhor funcionamento gastrintestinal e otimização do metabolismo. Pesquise a receita que melhor se adequará ao seu organismo. Os ingredientes são vários: couve, abacaxi, gengibre, maçãs...
- ÔMEGA-3: A maioria das pessoas tem carência dele, o que tende a agravar-se com a idade. Exerce efeitos anti-inflamatórios, neuroprotetores, de equilíbrio da funções psicológicas (incluindo prevenção e melhor tratamento de depressão e ansiedade), de prevenção e melhor tratamento de doenças crônicas (como câncer e neurodegenerações) e otimização de reparos no organismo (cicatrização, regeneração de tecidos), bem como otimização da circulação sanguínea.

- ÓLEO DE COCO: um dos melhores para cozinhar (junto ao azeite de oliva extravirgem e banha de porco orgânica), ainda exerce efeitos energéticos, termogênicos, desintoxicantes e pode ajudar a equilibrar os níveis dos diferentes tipos de colesterol... E não engorda (até ao contrário)!
- TRANS-RESVERATROL (presente no vinho tinto e suco de uva tinto integral), CURCUMINA (presente no açafrão), EGCA (presente no chá verde) e COENZIMA Q10 (forma ativa = Ubiquinol): Antioxidantes, anti-inflamatórios, pró-circulatórios, melhoram níveis de energia e metabolismo e ajudam a prevenir e tratar doenças crônicas como diabetes, câncer, hipertensão, cardiovasculares e promover envelhecimento com mais funcionalidade e bem estar (ajudando em maior longevidade com saúde).
- MELATONINA: Fundamental para o sono normal, desde nosso primeiro dia de vida, costuma ter queda expressiva nos seus níveis a partir dos 40 anos (até antes, para estressados crônicos e usuárias de anticoncepcionais) de idade. Por isso sua reposição é tão importante e efetiva.
- KEFIR: Ter boa população de bactérias nos intestinos é algo cada vez mais relacionado à saúde geral, incluindo emagrecimento, saúde cerebral e até da pele. Para este fim, cultivar Kefir é algo pouco trabalhoso e seu consumo regular costuma ser extremamente efetivo.
- GABA + TEANINA e TAURINA: este trio pode ser muito eficaz para alívio de sintomas de ansiedade e pânico, sobretudo porque o GABA é o principal neurotransmissor calmante que nosso cérebro produz habitualmente (processo que o estresse crônico tanto prejudica).
- CHÁS: são repletos de fitoterápicos poderosos, além de serem muito saborosos! Os meus preferidos são o chá verde e de hibisco (ambos

desintoxicantes, pró-metabólicos, antioxidantes e termogênicos) e também o trio camomila-cidreira-erva doce, sendo os três digestivos e calmantes.

- CREATINA, GLUTAMINA, D-RIBOSE e L-CARNITINA: ajudam na melhor produção e uso da energia e também na melhor digestão.
- COLÁGENO HIDROLISADO DE QUALIDADE: não faz milagres e sozinho pouco ajuda, mas ALIADO a bons hábitos de vida seu consumo regular realmente pode ajudar na melhor formação de pele, pelos, unhas, cabelos, músculos, cartilagens, articulações, etc.

Como já disse, converse sobre tudo isto com seus profissionais de saúde: devem ajudar a otimizar ainda mais sua Saúde e de forma bem natural mas... Efetiva!

DURMA SEMPRE BEM

Todo mundo já sentiu na pele os efeitos de uma noite mal dormida. O que poucos sabem é que as consequências de um sono ruim vão muito além do cansaço e da falta de disposição no dia seguinte. É durante o sono que nosso organismo regenera o DNA mitocondrial, o que é muito importante. Por isso as pessoas que dormem mal têm probabilidade muito maior de desenvolver diversas patologias: hipertensão, diabetes, doenças psiquiátricas, doenças neurológicas e inclusive obesidade.

Normalmente, oito horas de sono por dia são capazes de dar conta dessa regeneração orgânica de que tanto precisamos, mas há sempre quem precise de até mais horas, e devem-se respeitar as necessidades individuais de sono. Aquela sesta de alguns minutos que muitas pessoas não dispensam depois do almoço também parece ser uma pausa muito importante para otimizar o funcionamento cerebral.

Um dos fatores que fazem do sono da noite um grande regenerador do DNA mitocondrial certamente é a liberação de melatonina pela glândula pineal. De fato, não existe indutor de sono melhor que a melatonina. Baixando a temperatura corporal, esse hormônio provoca naturalmente o sono. Mas o melhor é que a melatonina pode realmente tornar o homem mais longevo e saudável.

O cientista italiano Maestrono realizou em 1985 uma pesquisa interessante dando melatonina para ratos de 19 meses, o que corresponde cronologicamente a um homem de 60 anos. Todos foram expostos à mesma dieta, em condições ambientais semelhantes, mas apenas a metade do grupo recebeu, à noite, melatonina na água para beber. O resultado foi uma diferença muito acentuada entre os dois grupos. Os que beberam água simples apresentaram os sinais clássicos do envelhecimento na pele, na postura e no peso, que diminuiu. Já os ratos que beberam água com melatonina mantiveram o seu aspecto sem sinais de envelhecimento. Além disso, o segundo grupo viveu mais um ano e sete meses.

Já existem estudos comprovando a relação entre a serotonina, que é um dos precursores da melatonina, e a própria melatonina. Acredita-se que quem produz muita melatonina à noite também produzirá mais serotonina e liberará mais hormônio do crescimento. Como a melatonina é produzida durante a noite, sob o efeito do escuro, não se deve dormir com as luzes acesas, para que ela seja produzida e liberada em quantidade suficiente. A exposição à luz solar por pelo menos uma hora também ajuda a estimular a produção de melatonina. Nos países nórdicos, onde há pouca luz solar, é muitíssimo comum que as pessoas apresentem distúrbios por causa da liberação de melatonina durante o dia. Muitas se sentem cansadas, outras chegam a ter depressão, que é a chamada depressão sazonal. Para resolver o problema, os habitantes desses países, dispõem de clínicas onde são submetidos a uma luz artificial, simulando a luz solar.

Desligue todos os eletrônicos do seu quarto. Até das tomadas. A glândula pineal precisa de um campo eletromagnético limpo para produzir a melatonina. Todo o seu ritmo biológico está ligado a ela.

Chegue o mais perto possível do velho ditado: "Acorde com o galo e durma com as galinhas".

Aprofunde esse conhecimento acessando o link: http://www.icaro.med.br/dhea-e-melatonina--quem-esta-envelhecendo-precisa-conhece-los/.

Para saber mais, buscar outras referências, acesse: www.icaro.med.br/LIVROS.

TOME BANHO DE SOL REGULARMENTE

Mais da metade da humanidade tem carência de vitamina D, hormônio que afeta mais de 220 processos no organismo, e a principal fonte dela é a conversão, na pele, do nosso colesterol, por meio da exposição à luz solar. Por isso, pelo menos três vezes por semana, é aconselhável expor-se ao sol do meio do dia (por 5 a 10 minutos, no máximo, somente até a pele começar a ficar avermelhada) ou por 20 a 30 minutos (se antes de 09h30 e após 16h30), para que seu organismo fabrique a vitamina D, que ajuda a controlar a pressão, melhorar a imunidade e fixar o cálcio, entre vários outros efeitos benéficos.

Se você promover o máximo possível desses hábitos em sua vida diária, terá mais SAÚDE e um organismo mais capaz de responder aos tantos fatores de desequilíbrio a que estamos expostos diariamente. Resultado? Menos doenças, maior produtividade, capacidade, longevidade.

Aprofunde esse conhecimento acessando o link e assistindo ao vídeo: www.icaro.med.br/12Passos

MOVIMENTE-SE! PRATIQUE EXERCÍCIOS

Outro aspecto importante para reformular o estilo de vida e prevenir o envelhecimento é fazer uma atividade física. Os exercícios são muito úteis para oxigenação corporal, levar nutrientes a todas as células do corpo, desintoxicar, queimar calorias, estimular metabolismo, equilibrar hormônios e uma série de outros benefícios. Mas, antes de começar, é fundamental uma consulta médica para avaliar as funções cardíacas e o estado geral, além de receber orientação sobre o tipo de exercício mais apropriado. Beneficiando o corpo com os exercícios, na verdade estamos beneficiando também o cérebro, melhorando a sua oxigenação e prevenindo as doenças neurodegenerativas. Além disso, aumentamos a liberação do NGF, o fator de crescimento neuronal, importantíssimo para o cérebro. Quando o NGF não é estimulado, a tendência é que milhares e milhares de neurônios se percam.

Há uma essencial diferença entre atividade física e exercício físico. É fácil multiplicar a primeira. Por exemplo, quando for visitar um amigo, vá a pé; se for de carro, pare-o mais longe e assim ande um pouco mais. Se ele mora no 5º andar, desça em outro andar e suba/desça mais escadas. O melhor termômetro para saber se abusou é a sua voz; se ao falar, quando chegar, estiver ofegante, é porque excedeu sua capacidade.

É muito importante procurar manter-se ativo, intelectualmente também. Deve-se ler, estudar, procurar áreas de interesse para estimular o pensamento e resistir sempre ao preguiçoso convite da poltrona e da TV. Quem se entrega apenas a esses prazeres, corre mais risco de desenvolver doenças como Alzheimer e Parkinson.

Exercitar o cérebro, no entanto, não significa enchê-lo de estímulos. Ao contrário, devemos ter muito cuidado com os excessos de informações a que estamos submetidos atualmente. Muitas vezes, nem nos damos conta do mal que faz para a mente a televisão ligada o dia inteiro, o excesso de *outdoors* nas ruas, o som ambiente do shopping, as informações sempre pessimistas das revistas semanais. Não se trata de optar pela alienação, mas de tratar o cérebro com carinho, preservando-o de estímulos excessivos que só fazem mal.

O exercício físico regular (caminhadas, ginástica, pedalar) melhora a circulação do sangue, o que ajuda o coração em sua função e evita as piores consequências dos entupimentos de veias e artérias: aumento de pressão, tromboses, embolias, infartos e "derrames". Também ajuda a respirar melhor e ganhar mais músculos, necessários ao envelhecimento mais saudável.

Lembre-se sempre dos exercícios de força, que são necessários pelo menos semanalmente: se "na natureza nada se cria, nada se perde, tudo se transforma", para que seu organismo mantenha músculos e ossos (massa magra, em geral) é fundamental que eles sejam exercitados regularmente. Portanto, que sua rotina de exercícios inclua sempre a melhor combinação possível de exercícios de força e aeróbicos.

Aprofunde esse conhecimento acessando o link: http://www.icaro.med.br/exercicio-fisico/

RESPIRE DIREITO

A vida rápida e estressante de hoje em dia tem feito com que respiremos cada vez mais superficialmente, e isso prejudica o fornecimento de oxigênio para o nosso organismo.

Esse gás é fundamental para o bom funcionamento de corpo e mente. Lembre-se sempre de que temos três "combustíveis" para funcionar: o ar que respiramos, a comida que comemos e a água que bebemos; problemas com qualquer um deles fará com que adoeçamos.

Tomemos o cérebro como exemplo: na maior parte do tempo, ele consome menos de 10% do oxigênio que respiramos para funcionar. Em situações de estresse, entretanto, pode chegar a usar 50%!

Minha dica geral para os pacientes, quando o assunto envolve a respiração, é:

- Respire fundo pelo menos três vezes a cada hora em que estiver acordado, procurando segurar pulmões cheios de ar por 4 s (no pico de cada inspiração) e "vazios" por 4 s (no ponto extremo da expiração);
- Respire bem durante as atividades físicas e, sobretudo, nos intervalos;
- Respire profundamente durante situações estressantes;
- Respire ainda melhor, fundo, mais vezes durante o dia, sempre que sentir necessidade.

CUIDE DA MENTE E DO ESPÍRITO

Como já dito, cada um de nós é um CORPO, gerenciado por uma MENTE que é animada pelo ESPÍRITO, ou seja, sem qualidade de funcionamento de um deles, é impossível ter SAÚDE do todo! Quem ignora isso, subvaloriza, tende a ficar só abordando distúrbios "quimicamente" e colhendo insucessos recorrentes, com prejuízo à qualidade de vida e bem-estar.

É assim que você quer sobreviver?

Já atendi em consultório pacientes com vários sintomas e doenças, professando fé cristã, mas que se classificavam como "afastados de Deus" naquele momento de vida: parte importante da melhora no tratamento foi atribuída, por eles mesmos, ao voltar a orar, frequentar alguma igreja ou, de alguma forma, voltar a exercitar espiritualidade constante e saudável.

Psicossomatização é algo muito comum em consultórios médicos, por exemplo: sintomas e doenças causados, mantidos ou agravados por perturbações na mente. Muitas vezes, os sintomas existem mesmo, fisicamente, mas têm intensidade aumentada pelo estado mental do paciente, mais comumente depressão ou ansiedade. São também frequentes as vezes em que fisicamente pouco ou nada se encontra de alterado: o sintoma ou doença, nesse caso, são mesmo referidos no corpo, mas de fundo mental.

Ajustar os funcionamentos espiritual e mental muitas vezes reduz a necessidade de remédios e até cura sintomas e doenças, uma vez que o corpo usualmente obedece ao que a mente forte organiza.

Use todo esse poder ao seu favor!

Aprofunde esse conhecimento acessando o link: http://www.icaro.med.br/menteeespirito/

MANTENHA UM ACOMPANHAMENTO EM SAÚDE

A consulta regular permite identificar e tratar distúrbios em sua fase inicial, bem como receber orientações sobre prevenção e tratamentos. Afinal, mesmo quem se cuida, por vezes, adoece. Fundamental, também, é seguir os tratamentos exatamente como os profissionais prescreveram, para que tenham maior chance de alcançar os efeitos desejados.

Escolha **BONS** profissionais para te acompanhar ou o que deveria ajudar pode até atrapalhar bastante sua busca por melhor Saúde. Aqui, dicas fundamentais para você escolher bem não só médicos mas **TODOS** os profissionais de que assistam sua Saúde: http://www.icaro.med.br/preocupe-se-com-a-qualidade-dos-medicos-que-te-assistem/

QUESTIONÁRIO DE ESTILO DE VIDA E FATORES DE ADOECIMENTO E PREJUÍZO À QUALIDADE DE VIDA

Nome: ______________________________ Data de nascimento: ____ / ____ / ______

Data de início do acompanhamento: ____ / ____ / ______

Perguntas	Semana 1		Semana 2		Semana 3		Semana 4		Semana 5		Semana 6		Semana 7		Semana 8	
Acha que tem boa saúde geral?	S	N	S	N	S	N	S	N	S	N	S	N	S	N	S	N
Toma 50 mL/kg/dia de água, ou até mais que isso (por exemplo, se tem 60 kg, 3 L de água/dia)	S	N	S	N	S	N	S	N	S	N	S	N	S	N	S	N
Toma água regularmente, com intervalos de no máximo de 2h?	S	N	S	N	S	N	S	N	S	N	S	N	S	N	S	N
Ingere um bom café da manhã todos os dias?	S	N	S	N	S	N	S	N	S	N	S	N	S	N	S	N
Faz 5 a 6 refeições/dia, alimentando-se no máximo a cada 3h? OU	S	N	S	N	S	N	S	N	S	N	S	N	S	N	S	N
Segue direito e regularmente padrão de alimentação estilo "LowCarb"?	S	N	S	N	S	N	S	N	S	N	S	N	S	N	S	N
Come fibras diversas (folhas, frutas, verduras, legumes, brotos, cogumelos, palmitos, sementes, cereais, "granolas", etc.) pelo menos 2x /dia, todo dia?	S	N	S	N	S	N	S	N	S	N	S	N	S	N	S	N
Vai ao banheiro (para evacuar fezes) todos os dias?	S	N	S	N	S	N	S	N	S	N	S	N	S	N	S	N
Tem frequentes sintomas intestinais (gases, diarreia, constipação, mau cheiro excessivo das fezes, fezes malformadas, ficar cheio demais após comer, etc)?	N	S	N	S	N	S	N	S	N	S	N	S	N	S	N	S

Come/bebe com frequência (ou excessos pelo menos 2x/semana) algum(ns) destes: doces, bolos, salgadinhos, refrigerantes, massas, açúcar, pães, fast food?	N	S	N	S	N	S	N	S	N	S	N	S	N	S	N	S
Consome glúten, leite (e derivados) ou carne vermelha frequentemente?	N	S	N	S	N	S	N	S	N	S	N	S	N	S	N	S
A maior parte das suas refeições diárias é composta por carboidratos simples (arroz, batata, farinhas e/ou açúcar e similares)?	N	S	N	S	N	S	N	S	N	S	N	S	N	S	N	S
Consome óleos vegetais de soja, canola, milho ou girassol + que 5x/semana?	N	S	N	S	N	S	N	S	N	S	N	S	N	S	N	S
Toma mais que 6 xícaras (pequenas) de café por dia?	N	S	N	S	N	S	N	S	N	S	N	S	N	S	N	S
Exercícios físicos: Pratica no mínimo 3x/ semana, regularmente?	S	N	S	N	S	N	S	N	S	N	S	N	S	N	S	N
Pratica exercícios físicos de Força pelo menos uma vez por semana?	S	N	S	N	S	N	S	N	S	N	S	N	S	N	S	N
Acha que respira bem, ao longo da maior parte do dia?	S	N	S	N	S	N	S	N	S	N	S	N	S	N	S	N
Tira momentos no dia, regularmente, para respirar profundamente?	S	N	S	N	S	N	S	N	S	N	S	N	S	N	S	N
Dorme bem: N tem dificuldades para pegar no sono ou durante ele?	S	N	S	N	S	N	S	N	S	N	S	N	S	N	S	N
Acorda descansado de manhã, sentindo energia/ disposição para o dia?	S	N	S	N	S	N	S	N	S	N	S	N	S	N	S	N
Mantém-se bem informado e atualizado(a) em temas de SAÚDE?	S	N	S	N	S	N	S	N	S	N	S	N	S	N	S	N

Acha que tem pouco ou nenhum stress na maior parte dos seus dias?	S	N	S	N	S	N	S	N	S	N	S	N	S	N	S	N
Quando tem stress: costuma experimentar comumente sintomas muito incômodos, pioras de sintomas ou muita dificuldade e superar o stress?	N	S	N	S	N	S	N	S	N	S	N	S	N	S	N	S
Fuma ou fumou nos últimos 5 anos?	N	S	N	S	N	S	N	S	N	S	N	S	N	S	N	S
Ingere ou ingeriu excessos de bebida alcoó-licas (ou frequentemente)?	N	S	N	S	N	S	N	S	N	S	N	S	N	S	N	S
Acha que está submetido a algum excesso ou intoxicação regularmente?	N	S	N	S	N	S	N	S	N	S	N	S	N	S	N	S
Crê que tem conduta habitualmente positi-va/otimista ante a vida?	S	N	S	N	S	N	S	N	S	N	S	N	S	N	S	N
Acredita que esteja bem mental e psicolo-gicamente?	S	N	S	N	S	N	S	N	S	N	S	N	S	N	S	N
Costuma reservar tempo para planejar seus dias e metas de vida?	S	N	S	N	S	N	S	N	S	N	S	N	S	N	S	N
Apresenta regularmente irritabilidade, ansiedade ou tristeza?	N	S	N	S	N	S	N	S	N	S	N	S	N	S	N	S
Tem atividade de lazer, diversão e relaxa-mento diariamente?	S	N	S	N	S	N	S	N	S	N	S	N	S	N	S	N
Meditação, Yoga, TaiChi, Automassagem, LianGong ou similar, regularmente?	S	N	S	N	S	N	S	N	S	N	S	N	S	N	S	N
Procura manter contato frequente com a natureza, pelo menos 1x/semana?	S	N	S	N	S	N	S	N	S	N	S	N	S	N	S	N

Mantém relacionamento regular c/Deus (ou algo superior em que acredite)?	S	N	S	N	S	N	S	N	S	N	S	N	S	N	S	N
Alguma consulta médica nos últimos 12 meses?	S	N	S	N	S	N	S	N	S	N	S	N	S	N	S	N
Alguma consulta com nutricionista nos últimos 12 meses?	S	N	S	N	S	N	S	N	S	N	S	N	S	N	S	N
Alguma consulta com dentista nos últimos 12 meses?	S	N	S	N	S	N	S	N	S	N	S	N	S	N	S	N
Exames completos (incluindo hormônios) nos últimos 12 meses?	S	N	S	N	S	N	S	N	S	N	S	N	S	N	S	N
Toma sol regularmente, pelo menos 3x na semana?	S	N	S	N	S	N	S	N	S	N	S	N	S	N	S	N
Sabe como expor-se ao sol adequadamente (e benefícios desta exposição)?	S	N	S	N	S	N	S	N	S	N	S	N	S	N	S	N
Tem ou já teve peso inadequado (sobrepeso, obesidade ou baixo peso)?	N	S	N	S	N	S	N	S	N	S	N	S	N	S	N	S
Tem ou já teve alguma doença que deixou incapacidade?	N	S	N	S	N	S	N	S	N	S	N	S	N	S	N	S
Usa algum medicamento regularmente?	N	S	N	S	N	S	N	S	N	S	N	S	N	S	N	S
Há doenças graves em familiares próximos?	N	S	N	S	N	S	N	S	N	S	N	S	N	S	N	S
Tem alergia/intolerância a algum fator ao qual ainda se expõe?	N	S	N	S	N	S	N	S	N	S	N	S	N	S	N	S
"MUITO IMPORTANTE: Já acessou todo o conteúdo do www.ICARO.med.br/SAUDE, incluindo os textos, links e vídeos lá citados e recomendados"?	S	N	S	N	S	N	S	N	S	N	S	N	S	N	S	N

54 Atitudes para você otimizar ainda mais sua saúde

Sua SAÚDE já vai atingir níveis bem melhores, possivelmente nunca antes experimentados em sua vida, quando todo o conteúdo deste livro abordado até aqui já estiver bem implantado e adaptado na sua vida. Mas tudo que é bom ainda pode ser melhorado!

Com esse intuito, as 54 atitudes a seguir decerto vão fazer a diferença, via sua adoção gradual, dentro das suas possibilidades e prioridades para cada momento. Algumas dicas referem-se a maior detalhamento de hábitos já citados, otimização de fatores abordados anteriormente e a maioria a novos comportamentos que, uma vez adotados, somam-se para trazer ainda mais efeito benéfico em bem-estar e qualidade de vida.

Não é que você nunca mais vá adoecer se seguir tudo isso, mas um organismo mais forte tende a adoecer menos, por menos tempo, com menos sofrimento e menor necessidade de remédios e tratamentos específicos.

Não é isso que todos queremos para a vida?

IDENTIFIQUE DETALHADAMENTE COMO ESTÁ SUA VIDA ATUALMENTE

Identifique claramente sua situação atual, pontos fortes e fracos, bons e "precisando de melhora", onde tem gastado tempo e energia, o que tem contribuído ou atrapalhado o melhor transcorrer de cada dia. Pegar uma folha de papel e investir uns 5 a 10 minutos para levantar esses dados é uma excelente ideia! Até porque escrever permite visualizar e fixar as informações em pauta.

RESOLVA URGÊNCIAS E EMERGÊNCIAS

Se você apresenta algum sintoma de urgência ou emergência, que ofereça risco de causar sequelas ou até de morte, antes de qualquer coisa resolva isso. O que não pode esperar deve ter prioridade e nessas situações pode ser que você não tenha condições, tempo ou energia para seguir a maior parte das atitudes seguintes sugeridas.

IDENTIFIQUE SEUS OBJETIVOS

Entenda que sua mente precisa saber o que você quer CLARAMENTE, aonde quer chegar, para poder processar as informações necessárias, e só assim, consciente e inconscientemente, planejar e executar os caminhos e processos para você atingir suas metas; assim comunicando e comandando-os a todo o organismo via cérebro, que é o veículo de comunicação entre mente-corpo. "Mente sã, corpo são.".

PLANEJE-SE PARA CONSEGUIR EXECUTAR O NECESSÁRIO

Planeje-se para atingir seus objetivos, seja dedicado para alcançar metas e disciplinado para conseguir e manter bons resultados. Quem não se planeja para investir as proporções certas de tempo e energia para cada tarefa necessária no dia a dia, acaba deixando várias "por fazer" e assim colecionando frustrações pelo que poderia-ter-sido-mas-não-foi, além de resultados ruins pelo que não foi realizado, mas era realmente importante.

IDENTIFIQUE, ENCARE E RESOLVA SEUS PONTOS FRACOS E DEFEITOS

Problemas não se resolvem sozinhos, ou você os encara ou vão persistir e podem até se agravar! Identifique seus pontos fracos, defeitos, limitações para superá-los. Afinal, como lidar com algo que você sequer conhece direito e tem em suas mãos para resolver?

Dá trabalho olhar para dentro em busca de conhecer-se de maneira aprofundada, sem máscaras ou disfarces que possam nublar a realidade, distorcê-la ou atenuá-la. É desconfortável identificar nossos defeitos, pontos fracos e tende a ser doloroso esmiuçá-los, detalhá-los para conhecê-los da melhor forma possível. Entretanto, quanto mais você puder conhecer deles, suas causas, como começaram, o que os alimenta, o que provocam em você, como o "controlam", porque persistem, mais fácil fica resolvê-los e torna-se melhor para o cérebro constatar que TEM SOLUÇÃO, que não são falhas irreversíveis que "só tendem a piorar".

CONVENÇA-SE DE QUE QUER MESMO TER SAÚDE

Você quer mesmo ter SAÚDE? Está convencido(a) disso?

Pode parecer um questionamento bobo, afinal, a maioria das pessoas alega que dá valor à SAÚDE, sabe da sua importância e acha algo lógico querer ter SAÚDE. Entretanto, quando isso não é uma DECISÃO de fato, algo de que seu cérebro está emocional e racionalmente convencido, são grandes as chances de você desistir no primeiro obstáculo que aparecer no caminho de recuperar, manter e melhorar a SAÚDE.

Deixe-me exemplificar:

São muitos aqueles que se dizem decididos a parar de fumar logo após aquele que deveria ser "o último cigarro". Nessa hora não faltam argumentos, todos sabemos que o cigarro traz nenhum benefício para a SAÚDE, aumenta o risco de centenas de sintomas e doenças, rouba o fôlego, causa dependência e abstinência rapidamente e ainda deixa a pessoa fedendo por um bom tempo após fumar. E, logo depois de fumar, "decidir parar" fica mais fácil, afinal, o vício acaba de ser satisfeito e o cérebro, momentaneamente livre da demanda de mais nicotina, aceita mais racionalmente a decisão de encerrar o hábito ruim. O problema é que, se o recém ex-fumante não está realmente convencido de que precisa parar, ciente dos prós e contras e do ESFORÇO que será necessário para mudar hábitos e resinificar o vício, quando vier novamente a vontade, são maiores as chances de não resistir. O cérebro precisa de argumentos sólidos e potencializados, racionais e emocionais, para realmente se convencer de algo, e que sejam repetidos várias vezes antes e depois de aplicados à realidade.

Ou seja, estar convencido(a) é conhecer o esforço necessário e ainda assim se empenhar na decisão de aplicá-lo constantemente. Em SAÚDE também é assim, dá trabalho tê-la e mantê-la.

Entendeu por que você precisa estar convencido(a)? Não só para não falhar demais no meio do caminho ou até desistir, mas, sobretudo, para dar o seu melhor no processo!

O QUE MAIS AFETA SUA SAÚDE É O SEU ESTILO DE VIDA

A MEDICINA DO ESTILO DE VIDA, no Brasil, ainda não é reconhecida como "Especialidade Médica" pelo CFM, ainda que no exterior, em vários países, seja amplamente aceita e até ensinada nas faculdades. É algo praticado pela maioria dos médicos há milênios (por mais que a maioria não admita isso), mas tem ganhado cada vez mais projeção na última década, sobretudo após grandes áreas da medicina como Clínica Médica, Cardiologia, Endocrinologia (entre outras) terem colocado seus preceitos como alguns dos mais importantes pilares para a prevenção e o tratamento de boa parte das doenças.

Hábito é tudo o que você faz repetidamente. Quando melhora seus hábitos de vida, torna-os realmente mais saudáveis, está fazendo o principal da SUA parte pela sua própria SAÚDE.

Creio ser fundamental o conhecimento da BASE da Medicina do Estilo de Vida que está disponível em: www.icaro.med.br/12Passos.

GERENCIE MELHOR E DIMINUA O ESTRESSE

Sem dúvida, os maiores fatores de ADOECIMENTO da população mundial atual são ESTRESSE e Inflamação, causando, mantendo ou agravando praticamente todos os sintomas e doenças da humanidade.

Felizmente, entretanto, são várias as maneiras de lidar melhor com ele. Algumas delas:

- Dar aos problemas seu devido valor e dimensão
- Fazer menos tempestade em copo d'água
- Não sofrer por antecipação
- Evitar efeito ressonância de pensamentos negativos (pensamentos negativos costumam somar-se e fazer cada vez mais mal quanto mais se pensa neles)
- Lazer regularmente
- Planejar-se
- Sexo
- Relacionamento com Deus
- Meditação

POR QUE VOCÊ TEM QUE SE IMPORTAR COM A SAÚDE DOS OUTROS

A prioridade de cada um realmente tem de ser cuidar mais da própria vida do que da vida dos outros, isso é fato e necessário, já que só pode realmente ajudar bem os outros quem esteja bem, em primeiro lugar. Entretanto, o policial que faz sua segurança nas ruas, o motorista do ônibus que você pega (ou que passa por você no trânsito), ou outros condutores de veículos nas ruas, o trabalhador da construção civil que está trabalhando com material bem acima da sua cabeça, quem prepara sua comida nos restaurantes, os professores dos seus filhos e muitos que aparecem na sua vida a cada dia, TODOS têm algo em comum com você: TODOS precisam de SAÚDE para trabalhar direito, para errarem menos e para, por tudo isso, seus erros afetarem o mínimo possível a SUA vida e a de quem você ama. Você já tinha parado para pensar nisso? Como fica sua segurança e a da sua família se o policial está estressado demais e até com distúrbios psiquiátricos não diagnosticados e/

ou não tratados? Se os demais motoristas estão cuidando mal dos hábitos de vida e SAÚDE geral e por isso apresentam problemas visuais ou de coordenação motora? Se o operário da construção apresenta cansaço, perda de força, tremores, o que facilita deixar cair objetos e desatenção geral?

Entendeu como a SAÚDE dos outros pode afetar de maneira importante a sua e a de quem importa a você?

O que fazer, então? Incentive as pessoas a cuidar mais e melhor da SAÚDE dando o exemplo, cuidando da sua e mostrando como faz isso. Compartilhe conhecimento saudável de qualidade, ajude, no que for possível, outras pessoas a estudar mais sobre SAÚDE e a otimizá-la.

> Lembre-se de que agindo assim você está ajudando o próximo, fazendo o bem, mas também promovendo todo esse bem para você e quem lhe importa!

FAÇA O BEM

Afinal, todo o BEM que você faz por si ajuda na sua SAÚDE de corpo, mente e espírito. E todo bem que você faz para os outros volta para você! Isso pode até parecer algo místico, esotérico, mas não é! Estudos científicos têm comprovado que praticar boas ações faz bem para a SAÚDE mental e física, contribuindo para a melhoria do humor, ansiedade, depressão, sono, desempenho, dores de cabeça e até ajuda a aumentar a autoestima, senso de propósito e sociabilidade.

E os motivos para todos esses benefícios são fáceis de entender: quando alguém pratica o bem, ativa várias estruturas cerebrais envolvidas no equilíbrio dos hormônios de estresse, e melhora a liberação de diversos neurotransmissores relacionados a sensações positivas, de bem-estar e recompensa.

ALONGUE-SE REGULARMENTE!

À medida que envelhecemos, nossos músculos, tendões e ligamentos tendem a encurtar gradativamente, bem como perder funcionalidade e mais facilmente assumirem estados contraídos. Com o avançar da idade, a massa magra precisa ser exercitada ou o organismo tende a "quebrá-la", lentamente, para aproveitar os nutrientes da sua composição em outros órgãos e sistemas que efetivamente sejam mais utilizados no dia a dia.

Já que os exercícios físicos regulares são fundamentais para manter a longevidade com real SAÚDE, alongamentos regulares, portanto, tornam-se fundamentais por ajudarem a permitir a manutenção da flexibilidade, elasticidade, constituição e funcionalidade dos músculos, tendões e ligamentos; benefícios crescentes da atividade física com o mínimo de lesões e até com a ampliação da capacidade de realizá-las! Outros benefícios dos alongamentos incluem: sensação geral de bem-estar, reduzir a tensão e estresse, combater a ansiedade, otimizar a postura, melhorar a circulação sanguínea e coordenação motora e até regular a temperatura corporal; por isso, alongar-se todos os dias é bastante importante!

É importantíssimo ter o apoio de bons educadores físicos ou fisioterapeutas para o estabelecimento da melhor rotina de alongamentos e exercícios físicos para você.

FIQUE MENOS TEMPO SENTADO E MAIS TEMPO ATIVO:

Manter-se ATIVO é muito mais que praticar atividade física regular, é inserir na sua rotina menos tempo parado e sentado e o máximo possível de atividade nas pequenas coisas, tarefas do dia a dia. Estudos recentes têm comprovado que mesmo quem pratica bastante exercício físico com frequência, mas passa muito tempo sentado durante o dia acaba aumentando seu risco de várias doenças, sobretudo cardiovasculares. Por isso, algumas dicas simples e que demandam pouco esforço podem tornar seu dia mais ativo e saudável:

- Use mais escadas e menos elevadores ou escadas rolantes;
- Coloque o relógio para despertar: a cada hora sentado, levante-se, caminhe um pouco e procure mover os braços e alongar e rotacionar seu tronco;
- Assista à TV, pelo menos em parte do tempo, exercitando-se em um simulador de caminhada, esteira ou bicicleta ergométrica;
- Vários jogos de videogame envolvem atividade física e combinam bem com diversão, desde sessões de treino a Yoga, esportes a alongamento – procure os seus!
- Use um pedômetro (contador de passos) e complete a meta de 10.000 passos por dia;
- Tente falar ao celular movimentando-se (caminhando ou mesmo se elevando nas pontas dos pés, seguidamente).

INCLUA SUPERALIMENTOS

Eles costumam ser "práticos" porque oferecem muitos nutrientes, diversos, ao mesmo tempo. Alguns deles:

- Ovos (prefira os realmente caipiras);
- Coco (água, polpa e óleo);
- Quinoa, chia e similares;
- Abacate;

- Espirulina e chlorella;
- Açaí;
- Chá verde, biomassa de banana verde, açafrão, gengibre;
- Alho, cebola, chocolate acima de 70% cacau.

RETIRE OU DIMINUA GLÚTEN

Não é modismo!

Glúten realmente faz mal para a grande maioria das pessoas, por meio de vários mecanismos diferentes, algo já comprovado por centenas de artigos científicos – é amplamente consumido, mas causa ou agrava sintomas e doenças! Alguns dizem que isso é só modismo, mas ainda não ficou claro se fazem isso por desconhecimento, desatualização, preconceito ou simplesmente por desvalorizarem as evidências científicas, cada vez mais contundentes.

Outros parecem que preferem não retirar o glúten da rotina alimentar por comodismo, acham gostoso o consumo e não querem dificuldade em ter de correr atrás de alimentos sem glúten. Mas o fato é que o glúten inflama, prejudica os intestinos e pode até levar a doenças autoimunes. Duvida? Então tire por uma semana da sua vida e observe em você os efeitos – vai sentir-se melhor!

> Para saber mais sobre os malefícios do glúten, acessem: www.icaro.med.br/GLUTEN.

LEITE – FAZ "BEM" PARA NINGUÉM

Retire leite (e derivados) da sua vida ou pelo menos os ingira o mínimo possível. Essa medida é simples, mas muito efetiva para ter mais SAÚDE, já que ninguém precisa de leite para viver e sua ingestão costuma trazer inúmeros malefícios (além de pouco aproveitamento dos seus nutrientes).

Leite de cabra faz bem para cabras; de porca, para porcos; e de vacas para... Humanos? Claro que não. O ser humano é o único animal que toma leite na fase adulta!

O leite e seus derivados até têm muitos nutrientes, mas de absorção dificultada para a maioria das pessoas. Não é só a lactose que faz mal no leite, mas também a caseína (sua proteína principal) e o fato de aumentar a produção de muco em todo o corpo (o que é ruim principalmente para a parte respiratória e intestinal)! De fato, todos os nutrientes que leite e derivados poderiam oferecer são obteníveis com vantagem por meio de vários outros alimentos.

Também pode facilmente causar intolerâncias e alergias e outros sintomas ruins. Ademais, pode irritar a mucosa intestinal a ponto de esta começar a reagir a vários outros alimentos, assim prejudicando a nutrição. Além disso, afeta negativamente vários sistemas de todo o organismo, incluindo pele, mucosas, desempenho cerebral, causando ou agravando problemas.

Ninguém aqui está questionando se leite e derivados são gostosos: muitos são mesmo! Só que "tudo posso, mas nem tudo me convém". Vale a pena passar mal por dias e até meses por alguns minutos de prazer gastronômico?

PROTEÍNAS – A CHAVE DA VIDA

Em Biologia, na escola, você aprendeu que o Experimento de Miller comprova o quanto a origem das proteínas coincide com a origem da vida, ou seja, elas são a chave para a existência e o funcionamento de qualquer organismo vivo.

Proteínas, portanto, deveriam constituir parte maior do regime alimentar diário de todos nós: proteínas, fibras, gorduras e água. Você tem proteína pelo menos nas três principais refeições do seu dia?

Proteínas são fundamentais tanto para a estrutura do organismo e reparo de células e tecidos, sobretudo a chamada "massa magra", composta de músculos, ossos e tecidos provenientes do colágeno, em geral, quanto para a síntese de diversos hormônios.

Mas é claro que aqui não estou falando só de carnes ou de proteínas de origem animal; há excelentes fontes delas no reino vegetal que até deveriam responder pela maior parte das proteínas da nossa dieta, como cogumelos, açaí, cacau, lentilha, grão de bico etc.

Quer sua maior fonte de energia sejam as gorduras ou os carboidratos, proteínas são fundamentais a todos, em abundância e tanto mais quanto maior for o nível de atividade de cada um!

NÃO COMA CARNE VERMELHA DIARIAMENTE

No máximo em dias alternados, na hora do almoço, período em que a acidez estomacal é mais favorável à digestão dela. A carne do gado comum, proveniente da criação e do abate em larga escala, costuma vir com muitas toxinas (tanto produzidas pelo animal quanto advindas da sua alimentação e de aditivos que recebe) e até hormônios estranhos ao organismo humano. Carne branca tem digestão melhor e, se você buscar boa procedência (preferencialmente orgânica, sempre que possível), pode ser ingerida, em geral, com bem maior frequência (buscando sempre diversidade de fontes).

FIBRAS

Fibras: folhas, verduras, legumes, frutas, sementes, etc.

Consuma fontes variadas, todos os dias, pelo menos duas vezes ao dia, seu bom funcionamento intestinal depende disso e, por isso, todo o seu metabolismo. Fibras são parte essencial de uma alimentação realmente boa. Elas alimentam as boas bactérias nos intestinos, facilitam a eliminação de toxinas e excesso de gorduras, possibilitam a limpeza mecânica do interior dos intestinos (junto à água, funcionando como verdadeiras esponjas) e possibilitam a eliminação das fezes ao serem os principais componentes do bolo fecal. Isso é, sem fibras o intestino não funciona direito e acaba cada vez mais sujo.

AÇÚCAR

Açúcar oxida, inflama, danifica proteínas, adoece, mas quase todo mundo o deseja! O açúcar está em arroz, batatas, massas, pães, bolos, biscoitos e em diversos outros alimentos. Nem todo açúcar é doce! E o fato é que a maioria por aí anda comendo açúcar demais (até como maior parte da dieta), o que é extremamente danoso para o bom funcionamento geral de corpo e mente.

Mas atenção! Quem reduz açúcar como fonte de energia precisa de outra fonte no lugar e é aí que entram as gorduras, ok?

O corpo humano precisa de vários tipos de açúcar para viver, mas a humanidade come atualmente 40 vezes mais do que comia há 100 anos! Batatas, arroz, massas, pães, bolos, biscoitos, sucos de caixinha, refrigerantes, tudo isso é açúcar! O abuso do açúcar engorda (açúcar em parte vira no corpo colesterol e triglicerídeos, assim trazendo todos os malefícios de obesidade e sobrepeso), inflama o organismo como um todo, prejudica a função de várias proteínas e prejudica o funcionamento cerebral, entre vários outros efeitos deletérios, podendo também levar ao diabetes.

Que fique claro que TODO ser humano precisa de vários "açúcares" (carboidratos) diariamente na dieta para viver: ninguém aqui está dizendo para você buscar uma rotina alimentar *NoCarb* (sem carboidratos), mas sim *LowCarb* (com menos, já que é o ABUSO, sobretudo de carboidratos simples, que mais tem adoecido a humanidade)

O principal inimigo da SAÚDE nunca foram as gorduras, mas sim o açúcar. Ele vicia, quanto mais você consome, mais vai querê-lo, em maiores quantidades.

É claro que públicos específicos podem precisar de mais açúcar diariamente, e de forma saudável, como atletas e gente sob muito estresse, inclusive mental, mas isso não é demanda da maioria por aí.

ADOÇANTES ARTIFICIAIS - VOCÊ PRECISA MESMO DELES?

Adoçantes artificiais como sucralose, aspartame, ciclamato e sacarina são muito perigosos para a SAÚDE e muitos estudos têm comprovado isso. O uso bem ocasional não deve trazer problemas, mas, se você cronicamente os usa várias vezes ao dia ou em quantidades maiores, corre riscos como de danos cerebrais, maior inflamação, mais compulsão por doces e até risco de câncer.

ÓLEOS VEGETAIS

Todos deveriam comer menos frituras porque a maioria dos óleos vegetais, quando aquecidos por muito tempo, gera substâncias tóxicas potencialmente cancerígenas. Mas este e outros malefícios estão associados a cozinhar com óleos como canola, soja, milho e girassol, uma vez que o excesso de Ômega 6 que entra no organismo acaba por proporcionalmente levar à carência de Ômega 3, fundamental para todo o corpo, sobretudo para o cérebro. O ideal é evitar elevar óleos a altas temperaturas – o superaquecimento de óleos, mesmo dos "saudáveis-quando-crus" pode gerar óleos trans, que sempre serão danosos à saúde, sobretudo por mecanismos inflamatórios e de intoxicação – e preferir cozinhar com azeite de oliva, óleo de coco, banha de porco e até manteiga.

COMA MAIS GORDURAS BOAS

Junto a bons hábitos de vida, é claro, para que as gorduras não oxidem excessivamente, o que as tornaria perigosas. O organismo precisa de combustíveis para funcionar e, se nas pessoas mais saudáveis o consumo de carboidratos é baixo, essa energia tem de vir das gorduras (triglicerídeos)! E, em termos de estrutura, colesterol é fundamental para as células, nervos, hormônios, reparo celular. Ou seja, colesterol não é o inimigo e recentemente esse equívoco foi retificado.

Se quiser saber mais sobre esse assunto, acesse: www.icaro.med.br/COLESTEROL

PREFIRA VEGETAIS ORGÂNICOS

Brasil é o país campeão mundial no uso de agrotóxicos e mais de 70% dos produtos advindos da agricultura estão contaminados por eles, ou seja, um brasileiro consome mais de um galão de 5 litros de "veneno agrícola" por ano, impregnado de muitas substâncias tóxicas, incluindo metais tóxicos (também chamados de metais pesados), de difícil limpeza pelo organismo, mas de efeitos diversos e potencialmente graves, com o uso crônico ou excessivo. A única proteção contra isso é comer o mínimo possível de produtos advindos da agricultura tradicional de larga escala, na qual agrotóxicos são utilizados em grande quantidade e rotineiramente.

Você não vai morrer ou ter sintomas de intoxicação pelo consumo ocasional de vegetais tratados com agrotóxicos; comê-los com frequência, entretanto, traz carga tóxica cada vez maior para o organismo lidar e sempre que este tem de gastar energia e recursos para desintoxicar-se de algo (todo processo de neutralização de toxinas envolve obrigatoriamente esses gastos), estes com certeza terão de ser "desviados" de outros processos importantes para o corpo, o que acaba por gerar ou agravar sintomas e doenças.

Quando o que deveria alimentar mais intoxica que nutre, a SAÚDE sofre.

INDUSTRIALIZADOS E PROCESSADOS

Existem três regras simples que podem ajudar quando o assunto é alimentação:

- Evite comer o que sua avó não saberia identificar nem mesmo lendo os rótulos.
- Evite comer o que tenha substâncias demais na sua composição;
- Compre mais alimentos na feira do que no supermercado.

Quanto mais aditivos químicos há em um produto, maiores as chances de ele não fazer bem para seu organismo, que terá de lidar com muitas substâncias estranhas.

Um leite fresco dura, no máximo, algumas horas em cima da mesa, fora da geladeira, mas um longa-vida pode durar muitos meses na embalagem. Você acha mesmo isso normal? Sobre alimentos processados e industrializados, em geral, entenda que, para que eles sejam "criados", muitos tratamentos foram aplicados a cada um (por exemplo, superaquecimento, radiação) e muitos produtos químicos adicionados (corantes, estabilizantes, conservantes, emulsificantes, espessantes), sendo que a maioria destes NÃO é natural ou baseada em substâncias que o organismo saiba bem reconhecer ou lidar com elas – muitas vezes até produtos tóxicos são gerados pela metabolização desses aditivos. Também são muitos os alimentos que têm o seu teor nutricional natural reduzido/modificado para que durem mais nas prateleiras, e muitas vezes os "enriquecimentos" do produto não compensam os tratamentos que receberam: compreenda que a maioria dos alimentos processados é pouco nutritiva ou menos que seus similares frescos/não industrializados.

Muitas vezes a praticidade sacrifica a qualidade de nutrição!

EVITE AO MÁXIMO FAST FOOD

Fast Food, no geral, é péssima opção para a SAÚDE, com poucos nutrientes de qualidade, muitos aditivos químicos que "viciam" facilmente o consumidor e é muito engordativo. O consumo ocasional não costuma ser danoso, mas recorrente é perigoso. Comer é colocar qualquer coisa na boca e engoli-la, visando satisfazer momentaneamente o apetite. Alimentar-se de fato pressupõe comer o que realmente fornece os nutrientes de qualidade diversos e necessários para o organismo! Sua comida é seu remédio ou seu veneno?

CAFÉ: MANIA SAUDÁVEL NACIONAL

Sobre o café existem inúmeros estudos comprovando seus vários benefícios para a SAÚDE, mas, como tudo na vida, tem as formas, as quantidades e os tipos certos a ser consumidos.

Beber café regularmente pode ser bem benéfico para a sua SAÚDE geral e até manter suas artérias desobstruídas, desde que você siga estes conselhos:

- Que o café seja preferencialmente orgânico (ou o aquecimento liberará mais facilmente toxinas que tenham se aderido aos grãos). E, se possível, moído na hora (aí você aproveitará melhor alguns óleos que usualmente se "perdem" na moagem e na torrefação);
- Só terá benefícios da ingestão regular de café quem mantém bons hábitos de vida (sobretudo boa ingestão regular de água, alimentação minimamente adequada e exercícios físicos regulares);
- O café deve sempre ser novo (ou vira um pró-oxidante e pró-inflamatório poderoso);
- Nunca tomar em excesso;
- NÃO deve ser ingerido à noite;
- Tome café de qualidade (para evitar contaminações);

- Para quem tenha hipersensibilidade ao café, à cafeína ou esôfago/estômago inflamados, realmente o café pode não ser uma boa;
- Em geral, gestantes não devem tomar café.

CHÁS, SUCOS VERDES E ÁGUA COM LIMÃO – AJUDAM SIM!

O consumo regular de sucos verdes, chás e água com limão não faz milagres sozinho, mas é uma estratégia simples que, somada a bons hábitos de vida, pode, sim, acrescentar mais SAÚDE e resultados à sua vida diária.

Chás são verdadeiros remédios naturais, cheios de substâncias que efetivamente podem até tratar doenças! Os meus preferidos são chá verde (inúmeros benefícios, desde anti-inflamação e antioxidação a maior longevidade), hibisco (melhora o metabolismo e é diurético) e erva doce + camomila + cidreira (digestivos e calmantes).

Sucos verdes são excelentes limpadores intestinais além de boas fontes de fibras e bastante nutritivos, nas suas mais diferentes composições, usualmente ajudando também a otimizar a imunidade.

Água com limão, já de manhã cedo, pode ajudar a desintoxicar o organismo, pela sua leve ação diurética, melhorar a digestão, por estimular a produção de bile, fundamental para a boa digestão das gorduras, estimular a liberação de enzimas digestivas nos intestinos e regular o pH estomacal e contribuir na otimização do metabolismo e níveis de energia.

Dica: Acrescente sumo de limão ou de laranja em água gaseificada, resultará em um ótimo refrigerante natural.

SAL NÃO FAZ MAL, SEMPRE: É NECESSÁRIO À VIDA!

Troque o sal comum pelo Sal Rosa do Himalaia ou demais sais integrais: o controle da sua pressão sanguínea agradece, bem como vários outros aspectos da sua SAÚDE, como ajudar a servir de fonte para vários minerais, melhorar digestão, equilibrar o pH, desintoxicar, combater o cansaço.

Na década de 1980, falaram para você que sal sempre fazia mal e que você deveria reduzi-lo e você acreditou! Isso não é verdade! O problema é o sal que passamos a consumir no passado, que ficou pobre em tudo. O sódio é um dos minerais mais abundantes no corpo humano e é fundamental à vida, por exemplo, para manter a pressão sanguínea necessária para que todos os órgãos recebam sangue, manter a água nos lugares certos e equilibrar a distribuição de muitos minerais pelo corpo. Muitas pessoas têm sintomas como tontura, indisposição, cansaço, sonolência diurna, queda de pressão por baixa de sódio, cuja principal fonte é o sal. Fique atento(a)!

REFRIGERANTES E SUCOS DE CAIXINHA. PARA QUÊ?

Refrigerante e sucos de caixinha não são alimentos, são bombas de açúcares, ácidos, adoçantes, aditivos químicos e, muitas vezes, até uma infinidade de substâncias químicas desconhecidas. É claro que o consumo eventual não costuma ser problemático (nem por isso recomendável), mas o consumo regular quase sempre está associado a sintomas causados ou agravados por eles e até doenças.

Atente também para o fato de que o consumo deles junto a refeições costuma prejudicar o processo digestivo, sobretudo pelo consumo em excesso de líquidos junto a alimentos (que usualmente não deveria passar de 150 ml).

Há líquidos mais baratos e melhores, como um bom sumo de um limão espremido em pouca quantidade de água. Suco natural, gostoso e saudável de verdade!

SEM MASTIGAÇÃO NÃO HÁ DIGESTÃO

Seu organismo precisa dos nutrientes dos alimentos para funcionar, mas eles em muito dependem de adequada MASTIGAÇÃO para que possam ser digeridos, absorvidos e aproveitados direito. Quem come rápido demais acaba ficando subnutrido (porque vários nutrientes sequer atravessam a barreira intestinal) e desenvolvendo vários problemas digestivos que, frequentemente, levam a sintomas e doenças também em outros sistemas do corpo.

Para que os nutrientes dos alimentos sejam bem absorvidos nos intestinos, precisam estar bem pequenos, já adequadamente bem digeridos, quebrados: esse processo necessariamente começa já na boca, com a trituração adequada da comida. Sabe aquelas pessoas que conseguem devorar um grande prato em menos de 15 minutos? São candidatos quase certos a desenvolverem algum problema digestivo significativo no futuro, que vai desde mau funcionamento intestinal e constipação a gastrite, úlceras e até câncer. Alimentos mal digeridos nutrem bactérias RUINS nos intestinos, que podem causar ou agravar tudo isso, além de levarem a gases, distensão abdominal e mal-estar geral.

SUPRA CARÊNCIAS

As carências mais comuns dos seres humanos são de: Proteínas, Ômega-3, Vitamina D, Vitamina B12 (complexo B em geral), Magnésio, Zinco, Cálcio, Ferro e Iodo. Possivelmente você tem carências de vários destes e precisa de bons profissionais para avaliar, orientá-lo como repor e manter bons os níveis, regularmente. EVITE a ingestão de UM nutriente específico em overdoses (como Cálcio) – acabam indo para o lugar errado, empurrando outros para fora e assim desequilibrando o sistema.

Todo ser humano tem alguma carência e existem outras fora as citadas acima; o ideal é descobrir quais são elas e suprir o quanto antes.

INTESTINOS

Já ouviu falar da Escala Fecal de Bristol (procure mais detalhes na internet)? Ela classifica as suas fezes em sete tipos diferentes e assim possibilita aos profissionais de SAÚDE melhor entender o que pode estar errado (ou certo) nos hábitos de vida, sobretudo alimentares, de cada paciente, facilitando a correção de problemas. Dependendo do aspecto das fezes, podem ser suspeitados problemas de desnutrição, flora bacteriana inadequada, intoxicação, infecção.

As características das suas fezes (aspecto, odor, frequência) falam MUITO sobre como andam você e sua SAÚDE, seu funcionamento orgânico geral (sobretudo intestinal). E tudo que prejudique a SAÚDE dos intestinos afeta negativamente seu metabolismo, sua velocidade e qualidade de funcionamento de todo o organismo. Os intestinos não servem meramente para eliminar fezes: servem para absorver nutrientes e, secundariamente, eliminar o que não é necessário; quando essas duas funções não ocorrem corretamente, todo e qualquer sintoma ou doença pode ser causado ou piorado.

Cuide da SAÚDE dos seus intestinos, pois é por lá que os nutrientes entram no seu organismo. Intestinos mal cuidados não funcionam direito, inflamam e podem causar ou agravar várias doenças. Tudo que inflame os intestinos facilmente afeta de maneira negativa o corpo e até o funcionamento da mente, podendo levar a engordar e até a distúrbios de humor. Intestinos precisam, para funcionar direito, basicamente de água, fibras e flora bacteriana (microbiota) adequada, por isso a reposição de lactobacilos costuma ser excelente ideia.

HORMÔNIOS

Você precisa deles, durante toda a vida, para que as células e os tecidos do corpo possam comunicar-se entre si e com o cérebro; com o envelhecer, as glândulas tendem a tornar-se cada vez mais insuficientes para produzir hormônios em qualidade e quantidade suficientes à manutenção de boa SAÚDE.

Na maioria das vezes, adotar e manter hábitos de vida realmente saudáveis ajuda as glândulas a produzirem adequadamente seus hormônios, mas em muitos casos pode ser necessário reposição para ajudar a tratar e até curar sintomas e doenças, que muitas vezes são tratadas precoce e erradamente só com remédios.

Hormônios também precisam ter qualidade e o ideal é que sua estrutura molecular seja igual às que o corpo produz (um dos problemas com anticoncepcionais é não observar essa regra básica).

MITO: Se hormônios necessariamente causassem câncer, todos teríamos pelo menos um aos 25 anos de idade (quando os nossos hormônios são os mais altos em toda a vida) e ninguém prescreveria T4 para hipotireoidismo, reposição hormonal na menopausa ou GH para transtornos de crescimento (por exemplo). Hormônios podem ser perigosos quando mal utilizados, como qualquer coisa na vida.

Sobre hormônios acho FUNDAMENTAL que o leitor seja estimulado a entender BEM o assunto com o conhecimento aprofundado e didaticamente colocado em www.icaro.med.br/MODULACAO e www.icaro.med.br/HORMONIOS.

TOXINAS - ELIMINE E EVITE

Ninguém consegue viver dentro de uma bolha, mas todos nós podemos fazer nossa parte para nos intoxicarmos menos e devemos nos desintoxicar regularmente, ou a carga tóxica acumulada certamente um dia causará ou agravará doenças. Tudo em excesso pode funcionar como toxina, gerando sobrecarga no organismo e prejudicando seu funcionamento normal, desde coisas francamente tóxicas, como cigarros, drogas e agrotóxicos (que contêm metais tóxicos) àquelas condicionalmente nocivas, como químicas (remédios, cosméticos, aditivos alimentares, agrotóxicos) e físicas (redes sem fio, uso excessivo de celulares, TVs, computadores). Desintoxicar constantemente é tão importante que o organismo humano já conta com sistemas específicos para isso, que podem ser estimulados por hábitos de vida saudáveis, sucos verdes, suplementos específicos, entre várias outras medidas.

REMÉDIOS, SÓ SE NECESSÁRIOS

Você não nasceu tomando remédios! A rigor, são substâncias estranhas ao organismo e que tendem a levar a efeitos colaterais não só quando em altas doses, mas, muitas vezes, pelo uso crônico, muitas vezes indevido.

A maior parte dos remédios trata sintomas, manifestações de desequilíbrios, e não suas causas; por isso, salvo raras exceções, seu uso pode ser necessário ou "oportuno" somente até que as causas sejam resolvidas pelo organismo ou o uso prolongado pode só silenciar sintomas enquanto doenças agravam-se "nos bastidores".

Os remédios podem ajudar muito e até serem necessários em muitos tratamentos, mas sua prescrição precoce, excessiva, errada e/ou abusiva já é a terceira causa de mortes nos Estados Unidos – o ideal é usar o mínimo possível (lembrando que usar remédios sem antes adotar bons hábitos de vida é pedir mais efeitos colaterais, desagradáveis).

Lembre-se sempre de que uma das medidas mais efetivas para deixar de precisar de remédios é melhorar o seu estilo de vida e seguir as demais dicas deste guia!

HIGIENE

Dificulte contrair e espalhar infecções:

- Lave as mãos com mais frequência! Como com elas você pega em tudo, costuma carregá-las com parasitas em geral que daí vão para olhos, vias respiratórias, boca;
- Mantenha as unhas bem cortadas, para evitar que sirvam de reservatório de patógenos, sobretudo fungos. Evite banhos muito quentes, sobretudo prolongados, que ressecam a pele e removam parte da sua defesa "lipídica" natural;
- Mulheres, reduzam a quantidade geral de maquiagem que utilizam e evitem dormir maquiadas, para reduzir a absorção total de substâncias químicas. Remova a maquiagem com bons produtos. (Para saber mais sobre a saúde da mulher: http://www.icaro.med.br/Mulheres)

NÃO SEJA UMA "COLCHA DE RETALHOS"

Só entenda que você não deve ser visto, atendido, apenas "em pedaços": por mais que especialistas experts em áreas específicas sejam necessários muitas vezes na vida, todo paciente precisa de pelo menos UM médico que acompanhe sua totalidade, como a integração entre as partes do seu corpo, mente e espírito está e como distúrbios nesta podem causar ou agravar sintomas e doenças; estes, por exemplo, podem ser inadequadamente tratados se envolverem múltiplos sistemas no organismo, no caso de você não ter alguém que acompanhe você como um todo.

SEJA ACOMPANHADO POR QUEM O VÊ COMO UM TODO

O organismo humano saudável é formado por cerca de 10 trilhões de células, órgãos e tecidos funcionando em conjunto, harmonicamente, sendo que a situação de um pode afetar os demais, sempre, em maior ou menor grau. Por esse motivo é que o ideal é que cada paciente e seu caso seja avaliado COMO UM TODO, da forma mais abrangente e integrada possível, contemplando a realidade que muitas vezes os fatores de causa ou agravação de distúrbios em um determinado órgão podem estar em outros locais do organismo, distantes dali, relacionados, por exemplo, falta de vitaminas do complexo B pode afetar a SAÚDE dos nervos, a falta de colesterol pode prejudicar a produção de vários hormônios, o excesso de ferro pode prejudicar o fígado, o mau funcionamento da tireoide pode sobrecarregar as adrenais, o remédio para gastrite pode levar à osteoporose, entre outros diversos casos.

É claro que muitas vezes uma avaliação mais pontual, objetiva e até rápida é necessária, por exemplo, nas consultas de pronto-socorro (urgências e emergências) ou pareceres de especialistas em determinadas áreas, em situações específicas. Entretanto, em geral o paciente não só merece quanto se beneficia bem mais de avaliação clínica integrativa porque esta é mais holística, completa e detalhada e assim possibilita mais acerto em termos de diagnóstico e tratamento, potencialmente reduzindo a ocorrência de prescrições equivocadas e excessivas de medicamentos, interações danosas entre as substâncias indicadas e abordagens incompletas dos processos de recuperação, de prevenção de doenças e de otimização da SAÚDE.

BUSQUE CONHECIMENTO DE QUALIDADE E ATUAL

Todo mundo, na vida, já seguiu pelo menos um conselho ruim e por isso se deu mal, não é? O que aconteceu em uma situação assim? Você não se julgou apto(a) a resolver sozinho(a) algo e por isso buscou aconselhamento por parte de alguém que você julgava ter o conhecimento necessário, suficiente, de qualidade e útil.

Entenda:

Somente ATITUDES provocam resultados, transformam sua realidade e a realidade a sua volta. Bons resultados necessariamente derivam de boas atitudes, que resultam da aplicação de bons pensamentos; estes obrigatoriamente são consequência da sabedoria no uso de bom CONHECIMENTO que somente você pode decidir obter, correr atrás e adquirir, cada vez mais, em benefício seu e do mundo sobre o qual você deseja atuar.

Com a internet, a quantidade de informações é abundante e uma página de um site de notícias pode chegar a conter mais dados que um ano inteiro de um jornal, entretanto, isso não é garantia de veracidade, qualidade, atualização ou mesmo utilidade para você. Quem não faz boa triagem do que acessa, em quem confia, acaba acreditando e utilizando em sua vida informações danosas, perigosas.

Em SAÚDE, não é diferente.

Portanto, busque conhecimento de qualidade, sempre, para cuidar direito da própria SAÚDE.

Saiba direito o que é bom e ruim, melhor e pior para a sua vida. Não entregue sua SAÚDE, um dos seus bens mais preciosos, cegamente, para ninguém. Estude bastante, constantemente e em boas fontes e ajude a escolher o melhor para você e quem você ama.

SEU CELULAR AJUDA OU ATRAPALHA A SAÚDE?

Celulares, tabletes, notebooks e similares, hoje em dia, acompanham a maioria de nós até ao banheiro, não é? Pois faça deles mais que o uso das redes sociais, já que podem ser grandes aliados da sua SAÚDE! Minha dica é que você procure por aplicativos funcionais que o auxiliem na rotina da SAÚDE. Abaixo, alguns exemplos:

- O Gerenciador SAÚDE Dr. Ícaro e o Sleep (para acompanhar melhor a qualidade do seu sono);
- Aplicativos que ajudem você a lembrar de meditar e como fazer isso, como HeadSpace, Calem, 5 Minutos;
- Programas de “Fitness”, como o RunKeeper;
- Aplicativos de listas e notas, para você se organizar melhor e conseguir focar (e realizar) no que realmente importa, como o GoogleKeep;
- Leitores de PDF (como o PDF Voice Reader – muitos deles até “leem para você”, transformando materiais escritos em áudios, para você ouvir no trânsito, enquanto caminha etc. – assim fazendo seu tempo ficar mais produtivo) e de livros (como o Kindle, para você colocar suas leituras em dia em qualquer lugar);

- "Salvadores de vídeos" (e aqueles, até em sites, que salvam só o áudio no seu dispositivo), para você vê-los mais tarde, até off-line;
- Jogos, para distração ocasional, relaxar, lazer (mas não instale muitos ou gaste muito tempo com eles).

ACESSE REGULARMENTE BONS SITES, REDES SOCIAIS FACEBOOK, INSTAGRAM E YOUTUBE

Você já acessa inúmeros sites por dia, não é? Que tal se parte deles merecer sua atenção regular, focada em informações de qualidade em SAÚDE? Não se engane: a mídia convencional ou "sites oficiais" nem sempre são confiáveis, uma vez que, muitas vezes, interesses pessoais, escusos e financeiros acabam por comprometer a veracidade e até utilidade das informações fornecidas e, nesses casos, é a SUA SAÚDE em jogo. Sugiro que você procure frequentemente boas dicas para cuidar melhor do seu bem-estar e qualidade de vida, bem como prevenir e tratar melhor distúrbios e doenças.

Abaixo cito BOAS fontes, que eu mesmo consulto regularmente, para você aprofundar seus estudos de forma mais produtiva, útil e CONFIÁVEL:

BASE:

- www.icaro.med.br/SAUDE

HÁBITOS DE VIDA FUNDAMENTAIS:

- www.icaro.med.br/12Passos

AS BASES DA BOA ALIMENTAÇÃO:

- www.icaro.med.br/Alimentacao

ETAPAS DO BOM ACOMPANHAMENTO POR PROFISSIONAIS DE SAÚDE:

- www.icaro.med.br/DegrausDaSaude

VÍDEO SOBRE AS ATITUDES PARA SAÚDE:

- www.icaro.med.br/60Dicas

COMO COMEÇAR SEU PROCESSO, COM MAIORES E MELHORES CHANCES DE SUCESSO:

- www.icaro.med.br/ComeceAqui

O QUE VOCÊ PRECISA SABER SOBRE SINTOMAS E DOENÇAS (E COMO ABORDA-LOS MELHOR):

- http://www.icaro.med.br/SintomasEDoencas/

SOBRE CÂNCER E SAÚDE GERAL (PARA PREVENÇÃO E MELHOR TRATAMENTO):

- www.icaro.med.br/VideosCancer

SAÚDE DA MENTE E DO CÉREBRO:

- www.icaro.med.br/NeuroCiencia

DEMAIS ASSUNTOS OU PARA APROFUNDAR-SE:

- www.lef.org
- www.mercola.com
- www.medicinacomplementar.com.br
- www.wellnessresources.com
- https://alainuro.com
- www.drglaucius.com.br
- www.ecologiacelular.com.br
- www.drvictorsorrentino.com.br

Você pode ter acesso a outros conteúdos também interessantes acessando meu perfil nas redes sociais Facebook e Instagram. Procure-me lá! Lembre-se sempre de que somente ATOS mudam sua vida e bons atos somente podem vir de bons pensamentos, que necessariamente advêm de sabedoria (focos, planejamento e organização) no bom uso de CONHECIMENTO de qualidade.

Inunde sua mente, seu cérebro, portanto, de boas fontes e tudo fica mais fácil e produtivo, rumo a bons resultados, rumo ao SUCESSO!

INUNDE O CÉREBRO DE BOAS LEITURAS, BOAS INFORMAÇÕES

Infelizmente, o brasileiro lê pouco: para se ter uma ideia, dados oficiais indicam que dedicamos menos da metade do tempo que dedicam na Índia e perdemos em muito até para os argentinos. Mas você pode e deve mudar isso, já que o hábito regular de leitura está associado a inúmeros benefícios, entre eles menos estresse, mais conhecimento, mais inteligência, maior produtividade, mais sabedoria e, por tudo isso, bem maiores chances de sucesso em todas as áreas da vida.

Entretanto, não se engane: nem tudo que é famoso e amplamente divulgado necessariamente é de qualidade, ao mesmo tempo em que há muitas reais "pérolas" por aí ainda pouco conhecidas, em toda área do conhecimento.

Deixe-me então ajudar com algumas das melhores indicações para quem quer começar a otimizar de verdade seu bem-estar e qualidade de vida, da forma mais natural e efetiva possível:

- ALCÂNTARA, Ícaro. Alves. *11 hábitos em 11 semanas*: o guia prático para seu bem-estar e uma vida plena. Companhia Editora Nacional, 2015.
- BLACKBURN, Elizabeth. *O Segredo está nos telômeros*. Planeta do Brasil, 2017.
- BRAGHINI JR., Carlos. *Ecologia celular*: o papel da alimentação e do meio ambiente no envelhecimento e na longevidade. Livraria Médica Paulista – LMP, 2011.
- CALLEGARO, Juarez Nunes. *Mente criativa*: A Aventura Do Cérebro Bem Nutrido. Vozes, 2006.
- HERMES, Patrícia; ROSNER, Stanley. *O ciclo da autossabotagem*. Best Seller, 2009.
- LEAF, Caroline. *Ative seu cérebro*. Editora Chafra, 2015.
- NOVAK, Jamie. *1000 dicas para administrar melhor sua vida*. Prumo, 2008.
- SERVAN-SCHREIBER, David. Anticâncer: *Prevenir e vencer usando nossas defesas naturais*. Fontanar, 2011.
- STRAND, Ray. *O que seu médico não sabe sobre medicina nutricional pode estar matando você*. M. Books, 2014.
- SORRENTINO, Victor. *Segredos para uma vida longa*. Leitura Dinâmica distr. de livros Ltda., 2014.
- TANZI, Rudolph E. *Supercérebro*: como expandir o poder transformador da sua mente. Tradução Eliana Rocha, Bianca Albert e Rosane Albert. Alaúde, 2013.

USE A TECNOLOGIA A SEU FAVOR

A tecnologia e seus avanços constantes estão aí para nos ajudar no dia a dia, inclusive em SAÚDE. Você tem tirado o devido proveito disso? Deveria! Sugestões:

- Dispositivos portáteis para acompanhar dinamicamente a quantidade de oxigênio no seu sangue (hoje em dia até alguns celulares já têm esse recurso de fábrica);

- Relógios e pulseiras fitness que acompanham sua quantidade diária de movimentos, rotina de exercícios, frequência cardíaca e até lembram você de manter-se ativo(a);
- Pulseiras que geram infravermelhos longos e assim ajudam a melhorar a circulação sanguínea, o aproveitamento da água corporal, analgesia, a anti-inflamação e performance geral;
- Colchões e dispositivos que, via eletromagnetismo e outros recursos incorporados, agem na inflamação, dor, relaxamento muscular, melhoria circulatória e vários outros benefícios.
- Filtros de água que a tornam melhor para consumo, mais alcalina, mais antioxidante e de várias formas mais efetiva para hidratação, desintoxicação;
- Óculos que bloqueiam a luz azul (que também é parte da luz branca), assim colaborando para o descanso e sono noturnos.

Enfim, são várias alternativas! Busque as melhores para seu caso, junto a bons profissionais de SAÚDE que acompanhem você!

NÃO SE ISOLE

Nenhum ser humano nasceu para viver sozinho e bem sabemos que uma das coisas que mais adoece (causando ou agravando estresse, depressão e ansiedade) é o isolamento social. Portanto, todos nós PRECISAMOS de relacionamentos, nas mais diversas áreas: afetivos, de trabalho, familiares, sociais.

Mas relacionamentos ruins também prejudicam, motivo pelo que "antes mal acompanhado do que só" é uma péssima opção, já que companhias negativas podem piorar qualquer situação, seja em corpo, mente ou até espírito.

RIA, SORRIA E DIVIRTA-SE MAIS

Tenho alguns colegas de profissão com quem até evito encontrar e dialogar. Infelizmente, são pessoas que com o tempo tornaram-se tão tóxicas quanto fúteis e excessivamente técnicas, SÉRIAS demais: pouco riso, pouca leveza e muito foco em alcançar e demonstrar poder, status e dinheiro (como se isso fosse o que levamos para a vida eterna!). Não cometa o mesmo erro, sobretudo no que tange a rir mais, todos os dias, não só dos outros, mas também de você mesmo(a) e buscar motivos para isso!

Ser mais feliz, rir com mais frequência, melhora o humor, autoestima, otimiza a produção e a liberação de neurotransmissores e hormônios, melhora a imunidade, ajuda a prevenir doenças em geral, alivia o estresse, auxilia no equilíbrio do diabetes, pressão sanguínea e níveis de colesterol, melhora a respiração, digestão e circulação e previne rugas (verdadeira ginástica para os músculos faciais e pele). E parece que rir é algo contagioso já que é difícil ficar ao lado de alguém rindo e não rir também! É claro que você não tem de ser um eterno e constante palhaço que ri de tudo e nada leva a sério, a chave está no equilíbrio. Temos de encarar os problemas buscando resolver o que está no nosso alcance, mas que bem saibamos também que a vida não é feita só de problemas e que o foco excessivo neles tanto nos adoece e piora a nossa existência quanto nada resolve e mina nossas forças para atingir objetivos.

Portanto ria mais, busque diariamente motivos para isso e, assim, ajude-se a viver melhor!

GASTE MENOS, DEVA MENOS, VIVA MAIS E MELHOR

Você com certeza conhece pessoas que gastam demais para obter bens materiais (roupas, eletroeletrônicos, carros, acessórios da moda, viagens) e por isso acabam endividando-se, seja por múltiplas parcelas assumidas, seja por não conseguir pagar por montantes maiores investidos, quando ocorrem imprevistos da vida. Por exemplo, pessoa com orçamento bem contado, bem curto que tenha de enfrentar um problema de SAÚDE, pagar por um conserto mais caro do carro, muitas vezes começa um ciclo que pode durar muito tempo e é muito danoso para a SAÚDE: o endividado começa a trabalhar mais e junto a isso aumenta seu estresse (sobretudo pela preocupação com as dívidas) e cuida menos de várias outras áreas da vida, como lazer, família. Frequentemente, piora os hábitos de vida (toma menos água, alimenta-se pior, não se exercita, respiração e sono ficam ruins), pega menos sol, reduz o contato com a natureza. Tudo isso fragiliza cada vez mais seu corpo e mente, piora sua produtividade e relacionamentos, piora sua percepção da vida e do mundo ao redor, traz insatisfação crescente com a vida e um mal-estar constante que acaba por acompanhá-lo.

Na maioria das vezes, o que é mais buscado para atenuar esse mal-estar? Consumir mais, como se um novo objeto de desejo adquirido pudesse curar essa sensação ruim e o ciclo reinicia-se. Entendeu?

Ninguém é obrigado a viver uma vida monástica ou em voto de pobreza, até porque lutar para conquistar mais, incluindo posses materiais, motiva a humanidade, impulsiona o progresso e dá objetivos para muitos; o problema está em colocar bens materiais como grandes metas de vida, em fazer o MAL para obtê-los, ou gastar demais, regularmente, para tê-los.

Obter algo tão esperado traz, sim, uma sensação de recompensa, de prazer, de bem-estar em nossa vida; o problema está nos excessos, quando o desgaste é excessivo e traz resultados ruins para a qualidade de vida. SAÚDE FINANCEIRA é um dos eixos da roda da vida, um dos setores da existência de todos nós e, como tal, deve ser tratada com a devida importância!

DESCONECTE-SE TODO DIA

Electrosmog e Hiperconectividade são problemas importantes nos dias de hoje e cujas intensidades e gravidades devem somente aumentar daqui para a frente, mas você sabe o que é isso e como essas duas questões GRA-

VES da atualidade prejudicam sua SAÚDE? Conhecer é o primeiro passo para planejar e tomar as atitudes necessárias para RESOLVER qualquer problema!

ELECTROSMOG é a radiação eletromagnética invisível resultante da utilização de tecnologia sem fios e eletricidade, como dispositivos de comunicação sem fio, celulares, torres de celular, torres de TV e redes sem fio (entre outros). É responsável por uma condição patológica conhecida como eletrossensibilidade, que pode causar dores de cabeça, sono ruim, cansaço crônico, depressão, distúrbios da pressão arterial, problemas imunológicos e até de comportamento, entre outros, sendo as crianças e os idosos mais vulneráveis. Esses efeitos na SAÚDE podem ser imediatos ou até demorar décadas para aparecer, mas um dia aparecem!

HIPERCONECTIVIDADE é o VÍCIO em internet, caracterizado por tempo excessivo regularmente gasto em redes sociais, pelo celular, computador, tablet. Enfim, é estar conectado o tempo todo.

A pessoa passa cada vez mais tempo conectado e acaba não só prejudicando seus relacionamentos, trabalho e produtividade (por negligenciá-los), mas também sua SAÚDE: afinal, quando conectado, sente-se bem e até eufórico, mas experimenta abstinência se não consegue conexão. Após longos períodos de uso, podem surgir sintomas de depressão e ansiedade, distúrbios de sono, de concentração, memória, dores, até de peso corporal e vários outros.

O hiperconectado superaquece e até "frita" seu cérebro e sua mente, gradativamente, pelo descanso cada vez menor que dá para eles e pelo consumo excessivo de recursos, energia e nutrientes, que na maioria das vezes não são repostos adequadamente por bons hábitos de vida.

Qual é a saída para isso? Reduzir a exposição ao ELECTROSMOG o máximo possível; periodicamente procurar ficar em ambientes com mais plantas, contato com a natureza e o mínimo de redes e dispositivos eletroeletrônicos; colocar mais os pés em contato com o chão (ajuda a reequilibrar cargas eletromagnéticas no corpo) e DESCONECTAR-SE várias vezes ao longo do dia, dando a devida atenção para as muitas outras coisas que a merecem no mundo real, vivo, ao nosso redor.

Como vocês viram, essas medidas são questão de SAÚDE mesmo e necessárias para todos nós, regularmente.

MEDITE

Nosso cérebro, coração e pulmões raramente tiram folga, mas com certeza podemos dar um descanso para eles, reduzindo sua velocidade de funcionamento durante a correria diária e estressante da maioria de nós. Essas pausas ao longo do dia são muito importantes (pensamentos negativos, repetidos ou estressantes recorrentes ocasionam efeitos cumulativos perigosos) e meditar é uma excelente ideia para isso, com benefícios comprovados cientificamente.

Meditação não é algo difícil de praticar ou que requeira aparelhos, condições ou mesmo posições e ambientes específicos; em um minuto você já consegue!

Quem quiser aprender mais sobre MEDITAÇÃO e o embasamento científico para seus múltiplos benefícios para a Saúde deve acessar: www.icaro.med.br/MEDITACAO

TENHA CONTATO COM A TERRA

Isso pode parecer "meio místico", mas é bem efetivo para a SAÚDE mental e física; afinal, você já ouviu falar que fulano "está carregado", quando dizem que sua energia está "pesada" ou quando está "transtornado" por algum motivo?

Nessas situações, a pessoa pode estar com excesso ou falta de elétrons (que também pioram ou levam a transtornos no corpo) e o contato com a TERRA drena para ela elétrons ou fornece-os para o organismo, respectivamente, reequilibrando-o bioeletricamente e assim otimizando seu funcionamento.

Como fazer isso? Contato do corpo com a natureza, mas, se não der, meramente sente e repouse os pés no chão (sem sapatos ou meias) em TERRA ou GRAMA por 5 a 20 minutos, de acordo com a sua disponibilidade.

GOSTE DO QUE VÊ NO ESPELHO

Todo sucesso vem de fazer o necessário e acreditar que vai dar certo. Simples assim. Ninguém, nunca, vai ACREDITAR que você sabe, que você pode, que você consegue, que você "é tudo isso", MAIS que você mesmo. Todos os dias, já de manhã ao levantar-se e durante o dia, VOCÊ tem de ser seu principal motivador, quem acredita, sabe que tudo vai dar certo porque é o resultado natural obtido por quem mantém boa autoestima aliada aos legítimos melhores esforços.

É verdade que pouco adianta ficar repetindo que algo vai dar certo se você nada faz de efetivo ou de suficiente nesse sentido, mas, para quem se empenha de verdade, é necessário não se deixar derrotar durante o dia por medos, conceitos negativos e preparar-se para algo ruim que possivelmente sequer ocorrerá. As maiores vitórias e derrotas ocorrem primeiro e principalmente dentro de nossas próprias mentes.

Por tudo isso, faça sua parte! Decida, conheça, foque, planeje, aprimore, tenha disciplina e acredite: alguém assim realmente merece que você goste do que vê no espelho!

SEJA MAIS POSITIVO

Procure rir todos os dias, mesmo que não esteja "muito a fim", ainda que só acessando vídeos engraçados na internet, ouvindo piadas.

Cerque-se de companhias compatíveis e positivas, produtivas (quebre essa regra somente se for para ajudar alguém ou ser ajudado, transitoriamente, em algo específico).

Entenda que tudo na vida é transitório, principalmente as dificuldades, para quem se esforça por superá-las. Seus estados e funcionamento de mente e espírito melhoram com medidas simples assim.

RAIVA, RANCOR, MÁGOA – NUNCA MAIS!

Você com certeza já ouviu este ditado: "Ódio é o veneno que eu tomo, esperando que O OUTRO morra". É bem por aí mesmo. Todo sentimento ruim que você alimenta, como rancor, mágoa, indignação e similares, são gotas de tinta escura que caíram na sua roupa branca: se você não fizer nada produtivo sobre ou alimentá-las, remoê-las, mexer com elas sem resolvê-las, elas só se espalharão, sujando cada vez mais a SUA roupa e aprofundando-se nas fibras dela.

Não estou dizendo aqui que você vá conseguir evitar esses sentimentos, pois isso é praticamente impossível (salvo para pessoas já muito avançadas moral e espiritualmente), mas, se não controlamos o ambiente que nos cerca e o que faz conosco, sempre podemos gerenciar melhor como os atos de coisas, pessoas e circunstâncias nos fazem sentir.

Tente afetar-se menos com as ocorrências aparentemente negativas da vida (afinal, até estas têm o lado positivo de nos ensinar algo, se estivermos abertos a isso), mas, sempre que fizerem você sentir algo negativo sobre elas, procure ser positivo.

Procure isolar a causa real do que são seus sentimentos sobre um problema, muitas vezes você verá que não é (ou era) tão grande assim e fica mais fácil vencer um inimigo que você conheça bem.

Busque formas de resolver a causa (se é que ela ainda existe) e invista tempo e energia no planejamento e na prática de soluções, e não em remoer os problemas em si e sentimentos ruins desencadeados.

Reflita sobre o problema e formas de resolver, e não fique divagando sobre as potenciais consequências negativas ou quão mal o fazem sentir. Sempre que emoções ruins fiquem constantes, distraia-se, mude de foco, vá fazer outra coisa (positiva, engraçada, repousante, edificante ou algo assim).

Lembre-se de que tudo que é repetido muitas vezes ganha força e vira hábito, podendo ficar bem mais difícil de mudar ou extinguir, depois.

MOTIVAÇÃO E GRATIDÃO

Motive-se todo dia já ao acordar, na oração matinal de agradecimento e de previsão de um excelente dia. Mentalize como quer basicamente seu dia e mantenha-se sempre motivado e acreditando que tudo vai dar certo porque você está fazendo sua parte. À noite, antes de deitar, agradeça por mais um dia bem vivido e por tudo que tenha acontecido nele, já que tudo, de alguma forma, colabora para nosso aprendizado, para nosso bem. Exercitar gratidão é outra forma cientificamente comprovada de tanto fazer o bem quanto trazer para você bem-estar e SAÚDE.

ACREDITE QUE VAI DAR CERTO

Conhecimento você já tem! Agora é exercitar os três famosos F's: Foco no que é certo, Força e perseverança no caminho planejado e Fé no sucesso que naturalmente vem para quem se esforça.

Se você está no caminho certo, não se derrote antes mesmo das batalhas: seja positivo, seja mais otimista e simplesmente acredite nos bons resultados que virão!

Aprofunde seu conhecimento, acessando o conteúdo sugerido a seguir e assistindo aos vídeos:

- Atitudes principais que você deve ter e manter para SAÚDE: www.icaro.med.br/60dicas
- Como fazer cada dia seu mais saudável (como colocar em prática as atitudes): www.icaro.med.br/ALIMENTACAO

E agora?

Bem... Agora que você já sabe como deve, passo a passo, cuidar você MELHOR da sua SAÚDE, deve estar se perguntando como ter o melhor apoio possível para isto. O primeiro passo é escolher muito bem os profissionais de saúde que vão te acompanhar: Nutricionista, Educador Físico, Psicólogo, etc (tudo de acordo com as necessidades do seu caso) – de forma que o estilo, conceitos e práticas deles, cada um na sua área de *expertise*, sejam os mais compatíveis possíveis com os SEUS ideais em SAÚDE. Mas, sobretudo, o MÉDICO que você escolher precisa estar especialmente "alinhado" com o que você espera, de melhor, para a SUA SAÚDE. Afinal é ele quem vai ouvir detalhadamente suas queixas, pedir e interpretar seus exames da forma mais completa possível, usar todos estes dados para selecionar os melhores tratamentos e ainda encaminhar você para os demais profissionais necessários – tudo isto da forma mais humana e interessada possível, sendo um real PARCEIRO EM SAÚDE seu, se você souber escolher bem.

Entretanto, se para tudo na vida existe pelo menos um caminho mais acertado, um roteiro ideal a ser seguido, em SAÚDE não seria diferente: em minha opinião médica, respaldada por quase 20 anos de experiência e prática em Medicina, existe uma SEQUÊNCIA ideal que deve ser seguida para você cuidar da SAÚDE e obter os melhores resultados possíveis; é claro que ela não é "engessada", absoluta e infalível, mas deve ajudar você a planejar e executar melhor o necessário para recuperar, manter e otimizar sua SAÚDE e de quem importa para você.

Por vezes, algumas destas etapas serão cumpridas "juntas", mas o ideal é o passo a passo na qual a ordem delas seja respeitada. Evite colocar o carro na frente dos bois.

Em primeiro lugar, entenda por que você quer saúde (o que quer otimizar e que sintomas e doenças quer exterminar ou ao menos melhorar). Conhecer o inimigo é passo fundamental para vencê-lo: saber bem seus objetivos facilita atingi-los com mais efetividade e menos esforço (e manter os resultados), motivando-se no caminho.

Melhore SEUS hábitos de vida (o que está ao longo deste livro, sobretudo em www.icaor.med.br/12Passos), porque é através deles que seu organismo obtém e mantém o básico para funcionar, tanto para prevenir quanto para reparar-se de lesões e tornar-se mais forte para o futuro.

Faça exames completos, identifique carências e supra-as (via dieta e/ou suplementação/tratamento adequados): muitas vezes o organismo não consegue prevenir ou reparar-se efetivamente por não ter materiais diversos necessários para isto! As carências podem ser de vitaminas, minerais, fibras, água, macronutrientes, etc.

Desintoxique-se: todo excesso (toxinas) sobrecarrega o organismo e prejudica o bom funcionamento dos seus mecanismos de homeostase (recuperação do equilíbrio); por isso é nesta etapa que você deve focar em remover aquilo que seu próprio organismo ainda não conseguiu, tanto diretamente quanto ajudando seus próprios mecanismos de desintoxicação.

Volte aos exames e veja que carências de hormônios e neurotransmissores persistem, seu próprio organismo NÃO conseguiu reparar através do cumprimento adequado dos passos anteriores (sim, muitas vezes o próprio organismo otimiza glândulas e corrige o necessário): afinal, são estes que comunicam para cada célula do corpo o que o cérebro quer que elas façam!

Se mesmo após cumprir tudo isso, ainda persistem sintomas e doenças, é esta a hora de pensar em medidas específicas, tratamentos para estes, que agora terão tudo para funcionarem melhor, em um organismo mais forte e capaz por estar... BEM CUIDADO!

Você encontra vídeo detalhando mais esses assuntos em www.icaro.med.br/DegrausDaSaude. Lembre-se sempre que usar remédios ou tratamentos específicos ANTES de abordar e resolver o básico é "pedir" resultados nulos, insuficientes, ruins ou até muitos efeitos colaterais.

Agora é com você: discuta estes passos, este roteiro, esta sequencia com seus profissionais de saúde de qualidade e... Bons resultados!

NOTA DO AUTOR

Agora você já tem conhecimentos mais que suficientes para obter, manter e recuperar SAÚDE.

Parabéns por ter chegado até aqui.

Dizem que a vida de uma pessoa só está completa depois de ela plantar uma árvore, ter uma criança e escrever um livro. Acho, então, que já posso morrer pleno e saudável, tendo completado os três requisitos, mais de uma vez. Mas acredito que o simbolismo dessas três coisas vá além de meros atos, significam deixar uma marca, um legado, algo que efetivamente ajude o próximo, o mundo a ser melhor.

Foi o que pretendi fazer aqui. Neste livro, compilo para vocês tudo que vi funcionar muito bem ao longo desses quase 20 anos como médico, professor e palestrante em SAÚDE. Todo o conhecimento desta obra é amplamente validado como útil e eficaz, uma vez que já ajudou dezenas de milhares de pessoas a viverem melhor, recuperando SAÚDE, mantendo-a e otimizando-a, da forma mais natural e duradoura possível. Ou seja, tem as maiores chances possíveis de também dar certo para você (e quem lhe importa), se colocar em prática na sua vida junto a acompanhamento competente e atualizado por bons profissionais de SAÚDE, alinhados com tudo isso.

Minha parte está feita e realmente acredito que, se você fizer a sua com tanto empenho quanto eu, tem tudo para obter os melhores resultados possíveis em BEM-ESTAR, SAÚDE E QUALIDADE DE VIDA, SUCESSO.

Boa vida! Um abraço!

Ícaro Alves Alcântara

REFERÊNCIAS BIBLIOGRÁFICAS

ALCÂNTARA, Ícaro Alves. *11 hábitos em 11 semanas*: o guia prático para seu bem-estar e uma vida plena. Companhia Editora Nacional, 2015.

BALCH, Phyllis A. *Prescription for Nutritional Healing*: A-To-Z Guide to Supplements. Avery; Revised, Updated ed. Edition, 2010.

BLACKBURN, Elizabeth. *O Segredo está nos telômeros*. Planeta do Brasil, 2017.

BRAGHINI JR., Carlos. *Ecologia celular*: o papel da alimentação e do meio ambiente no envelhecimento e na longevidade. Livraria Médica Paulista – LMP, 2011.

BROWNSTEIN, David. *The Miracle of Natural Hormones*: With over 40 Actual Case Studies. Medical Alternative Pr; Edição: 2, 1999.

CALLEGARO, Juarez Nunes. *Mente criativa*: A Aventura Do Cérebro Bem Nutrido. Vozes, 2006.

CARREIRO, Denise Madi. Glúten: toxicidade, reações e sintomas. RPB: Edição 2, 2015.

HERMES, Patricia; ROSNER, Stanley. *O ciclo da autossabotagem*. Best Seller, 2009.

HOLICK, Michael F. *Vitamina D*: Como Um Tratamento Tão Simples Pode Reverter Doenças Tão Importantes. Ed. Fundamento.

LEAF, Caroline. *Ative seu cérebro*. Editora Chafra, 2015.

LIFE EXTENSION. *Disease Prevention & Treatment*: 130 Evidence-Based Protocols to Combat the Diseases of Aging. Life Extension Publicatins Inc; Edição: 5th, 2013.

NOVAK, Jamie. *1000 dicas para administrar melhor sua vida*. Prumo, 2008.

MERCOLA, Joseph. *Fat for Fuel*: A revolutionary diet to combat câncer, boost brain power and increase your energy. Hay House Inc; Edição: 1, 2017.

SERVAN-SCHREIBER, David. Anticâncer: *Prevenir e vencer usando nossas defesas naturais*. Fontanar, 2011.

STRAND, Ray. *O que seu médico não sabe sobre medicina nutricional pode estar matando você*. M. Books, 2014.

SORRENTINO, Victor. *Segredos para uma vida longa*. Leitura Dinâmica, 2014.

Informações sobre nossas publicações
e últimos lançamentos